斎藤貴男

子宮頸がんワクチン事件

集英社インターナショナル

子宮頸がんワクチン事件

目次

装丁・本文デザイン　小堀賢一

はじめに

いわゆる子宮頸がんワクチン――HPV（ヒトパピローマウイルス）ワクチンは、たとえば婦人科の医師たちの、こんな思いも導入の原動力になった。語ってくれたのは、独立行政法人地域医療機能推進機構相模野病院（神奈川県相模原市）の上坊敏子・婦人科腫瘍センター長だ。二〇〇八年までは北里大学医学部の教授をしていた。

「婦人科の医者になって四十年以上が経ちます。北里大学病院の研修医だったころから、多くの頸がん患者さんを担当しましたし、手術もいっぱい。研修医の頃は進行した患者さんばかりで、手術もできない人がたくさんいて。放射線治療でがんの周りの血管も焼き尽くして大出血する患者さんには、本当に苦労しました。子宮と、その前の膀胱や後ろの直腸と膣が一つの空洞になってしまうこともあったんです。高齢の患者さんが多かったので、子どもができなくなることよりも、とにかく子宮頸がんというのは、大変な病気だと思う毎日でしたね」

「でも、だんだん若い患者さんも増えてきて、そうすると治療のために妊娠できなくなることが大問題だし、さらにパートナーとの関係もありますよね。子宮頸がんの手術では子宮と一緒に卵巣を取ることも多く、膣もかなり取ります。膣は短くなるし、潤いがなくなるというのかな。うまくいかなくなって、パートナーとの関係に問題が起こる患者さんが少なくなくて。これはやっぱり、ならずに済むものなら、ならないのが絶対にいいと」

――膣が短いと、性行為ができないということですか。

「できないことはないのですが。膣の長さは、普通七センチ、それを三センチも四センチも取っちゃう、おまけに卵巣も取ってしまうと女性ホルモンが出なくなって。もう、おばあさんの膣と同じで、伸展性がすごく悪くなる。快感という意味でも落ちてしまいます」

「若い患者さんが増えたのは、性交渉の開始年齢が低くなったことが大きいと思います。性交渉を開始した若い女性は、簡単にHPVに感染するので、若い頸がんの患者さんも増えてしまう。二十歳から子宮頸がん検診が受けられるようになって、以前なら発見されなかった早期のがんが見つかるようになったのも、若い患者さんが増えている原因のひとつでしょうね」

「HPVワクチンだけで子宮頸がんの全部が防げるわけではありません。でもワクチンも検診も受ければ、子宮頸がんは激減するはず。ワクチンと検診の両方に熱心な先進国は多いんですよ。十年後、二十年後には、熱心にワクチン接種と検診をした国と、子宮頸がんの死亡率でずいぶん差がついてしまうのではないかな。日本はどちらにもあまり熱心でないんだけど、今の状態が続いて、女の子たちが大人になった時に子宮頸がんでもがき、苦しむとしたら、誰が責任をとってくれるんだろう」

「子宮頸がんを実際に診ている婦人科医は、多少の副反応があったとしても、予防できるワクチンを打ったほうがいいと考えるものです。悲惨な結末を見ていない人たちにはわからないかもしれないけど」

「それに、ＨＰＶワクチンが普及すれば、他にも予防できるがんがあるんです。たとえば口腔咽頭がん。このがんは男性にも女性にもできるので、患者数は子宮頸がんの約一・五倍、死亡数は約二倍と、けた違いです。たばこやお酒も発がんに関係していますが、約六〇％はＨＰＶと関連があると言われています」

――ヒトパピローマウイルスが原因で口腔咽頭がん、ということは……。

「オーラルセックスですね。コンドームを使えば避けることができるんですが、コンドームを使ってのオーラルセックスというのはちょっと想像がつきにくいというか、あまり普及していないようですね」

――アナルセックスですか。

「肛門がんの患者さんは余り多くないですが、九五％がＨＰＶに関係しています」

「そうです。だから男性の同性愛者に多い。でも女性でもアナルセックスをすれば肛門がんのリスクは上がります。肛門は傷つきやすい場所なので、ＨＰＶが感染しやすいみたいです」

――なるほど、センシティブな話になってくるんですね。

「そうですね。ＨＰＶワクチンは、女性のがんも男性のがんも予防してくれます。それどころか、男性がみんなワクチンを打てば、女性は打たなくても子宮頸がんが予防できます。男性にも打っている国は、七十五カ国以上もありますよ」

相模野病院に上坊氏を訪ねたのは、二〇一四年の十二月だった。ＨＰＶワクチン接種の積極的勧奨（呼びかけ）が中断されてから、すでに一年六カ月が過ぎていた。

子宮頸がんの原因の大部分は、ヒトパピローマウイルス（ＨＰＶ）だとされている。その感染を予防するＨＰＶワクチンの有効性は二〇〇〇年代の末から一〇年代の初頭にかけて、日本社会の隅々で大々的にアピールされた。新聞やテレビ、雑誌などのマスメディアはもちろん、各種のイベントや街頭活動、医師たちによる講演やシンポジウム、中学校や高校での啓蒙活動など、ありとあらゆる回路が駆使されたと言って過言でない。この間には国の予算措置を受けた地方自治体による公費助成などの実績が積み上げられ、ついには二〇一三年四月に施行された改正予防接種法で原則無料の定期接種制度にも組み込まれた（対象は小学六年～高校一年の女子）。

使用されたＨＰＶワクチンは、英国に本社を置くグラクソ・スミスクライン（ＧＳＫ）社の「サーバリックス」と、アメリカ資本「ＭＳＤ」（本国では「メルク」）の「ガーダシル」の二種類だ。いや、このような表現では語弊がある。そもそも製品化されたＨＰＶワクチンは、世界中を探しても、現在までのところ、この二種類だけなのだ。いずれも二〇〇六年に完成されたばかりの、生まれたてのワクチンだった。

改正予防接種法が可決・成立する直前あたりから、しかし、ＨＰＶワクチン接種後の副反応（一般的には副作用）とみられる症状が頻発しているらしい状況が、少しずつ、一般にも伝えられるようになっていく。全身の激しい痛みや痺れ、意識障害、記憶障害、運動障害、てんかんのような発作等々。当然、厚生労働省にはかなり以前から多くの報告が届けられており、のちに明らかにされたところによれば、二〇一三年三月末までに接種した約三百二十八万人のうち千九百六十八人に症状が表れ、重篤なケースに限っても約三百六十件を数えていたという。

一部の自治体が補償に動き、救済を求める被害者団体が結成されると、それまで音無しの構えを決め込んでいたマスコミも騒ぎだした。かくて定期接種化からわずか二カ月後の二〇一三年六月、HPVワクチン接種の積極的な勧奨は中断されたのである。

あれから二年近くの月日が流れた。接種後の諸症状が本当に副反応なのかどうか、因果関係は不明のままだ。HPVワクチンは定期接種の制度にとどまり続け、厚労省も改めて推進していきたい意向を示唆しているものの、呼びかけの再開には至っていない（二〇一四年三月末までの接種人数は約三百三十八万人に増えている）。

いったい、このワクチンは何物なのだろう。予防接種の副反応をめぐる事件や騒動（予防接種禍）を日本国民は幾度も経験してきたが、今回のHPVワクチンは、過去のいずれのケースともまったく違う経過をたどっている。導入までの経緯も背景も大きく異なる。

容易には把握できないが、だからといって政府任せにしておいて済む問題ではない。禍（わざわい）は多くの場合、青春の入り口に立ったばかりの少女たちに降りかかっている。せめて彼女たちの救済と、解決のためのよすがになれないものかと願いながら、事態の全体像を追った。

子宮頸がんワクチンに関する主な出来事

1983 年		ドイツのハラルト・ツア・ハウゼン博士が子宮頸がんの原因がヒトパピローマウイルス(HPV)であることを発見
2006 年		グラクソ・スミスクライン(GSK)とメルクが HPV ワクチンを製品化
2008 年	11 月	「子宮頸がん征圧をめざす専門家会議」設立 ハラルト・ツア・ハウゼン博士にノーベル生理学・医学賞
	12 月	自民・公明の両党が「ワクチン予防議連」を発足
2009 年	2 月	子宮頸がん征圧をめざす専門家会議が本格的な活動を開始
	3 月	がん対策に関する 3 大臣会合において 3 省の連携でがん対策の強化を進める方針を確認
	4 月	WHO が HPV ワクチンを各国政府に推奨
	10 月	日本政府が、GSK の「サーバリックス」を承認
2010 年	8 月	GSK が「ハローキティ」を起用した子宮頸がん啓発キャンペーン「Mirai Happy Project」をスタート 厚生労働省が「子宮頸がん予防対策強化事業」の予算約 150 億円を財務省に概算要求
	11 月	日本消費者連盟が『必要ですか?子宮頸がんワクチン』発行
2011 年	3 月	女優の仁科亜季子・仁美母娘による啓発キャンペーン「大切なあなたへ」
	7 月	日本政府が、MSD の「ガーダシル」を承認
2013 年	3 月	杉並区議会が独自の補償方針を打ち出す 「全国子宮頸がんワクチン被害者連絡会」発足
	4 月	改正予防接種法施行。HPV ワクチンの定期接種が始まる
	6 月	厚生労働省が HPV ワクチンの接種の積極的勧奨の中断を決定
	8 月	朝日新聞主催「ワクチン・ギャップを考える」開催
	9 月	神奈川県予防接種研究会設立 厚生労働省が、治療体制の整った全国の 11 病院を発表
	11 月	朝日新聞主催「ワクチンの学校 2013」開催
2014 年	1 月	厚生労働省の合同会議が被害者たちの諸症状を「心身の反応」が慢性化したものと報告
	6,7 月	薬害オンブズパースン会議と全国子宮頸がんワクチン被害者連絡会が、子宮頸がん征圧をめざす専門家会議に公開質問状を送付
	12 月	日本医師会と日本医学会の合同シンポジウム「子宮頸がんワクチンについて考える」開催

第一章

論争

日本医師会と日本医学会の合同シンポジウム

二人の紳士が衆人環視のなかで口論をしていた。初対面の医師同士。一人がもう一人に声をかけたのが始まりだった。

「○○先生、ろくでもないワクチンを薦めないでくださいよ」

「ああ、あなたが□□先生ですか。お友だちの△△先生とは親しくさせていただいております」

「いや、ちょっと待ってください。◇◇先生の論文を読めば、こんなワクチンが必要ないことは、すぐにわかるじゃないですか。なのに——」

□□医師が詰め寄る。○○医師は大声を上げて、やや離れたところにあった長テーブルのほうへと歩みを進めた。

「危害を加えられる不安を覚えました。警察を呼びますよ」

彼は長テーブルの向こう側にいた人にも何ごとかをささやいたが、筆者には聞こえなかった。一瞬の緊張が走ったが、当人たちも周囲の人びとも、そのまま引きあげていった。警察官はやってこなかった。

二〇一四年十二月十日夕刻、東京・駒込の日本医師会館大講堂。日本医師会と日本医学会の合同シンポジウム「子宮頸がんワクチンについて考える」が終了した直後の受付前で目の当たりにした出来事である。

ハプニング自体に深い意味はない。それゆえ実名も伏せたのだが、口論の主たちが「子宮頸がんワクチン」（正確にはヒトパピローマウイルス〈ＨＰＶ〉ワクチン）接種の是非について正反対の論客であることは確認したし、もちろん彼ら自身も互いの存在を認識していた。プロフェッショナルなドクターの世界でも、いや、だからこそかえってと言うべきなのか、ほとんど感情的とさえいえるほどの激しい対立がある一例として紹介した。

　単純にアンケートをとったら、人数的には推進派が多数を占めるに違いない。だが最近はこのワクチンの安全性に疑念を抱き、問題の所在を突き止めようとしている医師が少なからず現れて、影響力を増してきている。

　本番のシンポジウムもまた、このような医学界の実情を反映して企画されていた。具体的には、かねて自治体の公費助成による実績を積み上げ、二〇一三年四月の改正予防接種法施行と同時に国の定期接種となったＨＰＶワクチンが重い副反応をもたらしている疑いが広がり、わずか二カ月後の六月に全国の都道府県に〈接種の積極的な勧奨とならないよう留意すること〉（見合わせよ、の意）との厚生労働省健康局長の「勧告」が通知されて約一年と六カ月。それだけの月日が経過してなお、積極勧奨を再開するでも中止するでもない、どっちつかずの状態が続いているのに業を煮やした関係者らが、「ではきちんと論争できるオープンな場を」と主催者に持ちかけた結果、実現の運びとなった。

　毎日新聞や共同通信の配信を受けた地方紙などを除けば満足に報じられもしなかった催しは、しかし、さまざまな意味で重要な情報を発信していた。とりあえず決定に至るまで二転三転したといわれるプログラムを示す。なお閉会後のハプニングは、このラインナップとは関係がなかった。

総合司会　小森貴（日本医師会常任理事）
　座長　髙久史麿（日本医学会会長）

1、「子宮頸がん発症を予防する時代――ＨＰＶワクチンの有効性Ｕｐｄａｔｅ――」――小西郁生（日本産科婦人科学会理事長／京都大学婦人科学産科学教授）

2、「子宮頸がん予防（ＨＰＶ）ワクチンの安全性について：副反応検討部会等における検討状況」――倉根一郎（国立感染症研究所副所長）

3、「ＨＰＶワクチン関連神経免疫症候群（ＨＡＮＳ）の病態と発症要因の解明について」――西岡久寿樹（東京医科大学医学総合研究所所長）

指定発言「多発するＨＰＶワクチン副反応例の臨床的解析」――横田俊平（国際医療福祉大学熱海病院病院長／小児科教授）

4、「治療に関する一つの考え方」――宮本信也（筑波大学人間系長）

指定発言「子宮頸がんワクチン後の痛みの診療」――奥山伸彦（ＪＲ東京総合病院副院長／小児科部長）

5、「子宮頸がんワクチン接種後の女児にみられる脳神経症状」――池田修一（信州大学医学部長／第三内科教授）

6、「慢性痛における機能性や器質性の病態」——牛田享宏（たかひろ）（愛知医科大学 学際的痛みセンター教授）

休憩

総合討論　　　　　　司会　小森貴　高久史麿

終了

個々の報告者に割り当てられた時間はおおむね二十分間。以下は専門家ばかりの空間での簡略な発言の、しかも一部の抜粋でしかないので、すべて理解するのは無理である。読者には大まかな趣旨と、HPVワクチンに対する多様な価値判断、ないし評価の混乱のほどを感じとっていただけたらよいと考える。

紛れ込みとしての有害事象

口火を切ったのは小西郁生氏（一九五二～）だった。

「さて、この地球上で最も美しい存在は何か。もちろん女性であります。この美しい女性を守るために産婦人科は日夜奮闘しているわけでございます。その女性の骨盤の、非常に美しい形をした臓器。赤ちゃんを産み、育てる、この子宮の頸部にがんが発生して、若い女性が亡くなってしまうということは、紀元前四五〇年にヒポクラテスがすでに記載しているわけであります」

さすが世慣れた挨拶と感心させられた。彼は続けて、だから子宮頸がんを予防しなければならない、そのためにはワクチンが不可欠だと畳みかけていく。

「現在、（HPVワクチンには）『ガーダシル』と『サーバリックス』の二種類が使用されておりまして、世界五十八カ国で政府による定期接種が行われています。（安全性についても）サイエンティフィックな、疫学的なアプローチがなされ、免疫疾患、神経疾患、静脈血栓症、まったく関係ないということが証明されているわけです。ワクチン接種をいたしまして苦しんでいる女の子がいることは非常に重大な事実でありまして、これは真摯に受け止めて対応する必要があります。しかしながらわが国の悲劇は、因果関係が科学的に検討される前に政治が介入し、混乱に貶める、あおってしまったというところにあると思っております」

「ぜひ、このHPVワクチンの接種と、検診のさらなる普及によりまして、この日本で、子宮頸がん発生をゼロにいたしまして、若い女性が子宮頸がんで亡くなってしまう、子宮を失ってしまうという悲劇をなくしていこうではありませんか。同時に、因果関係の有無にかかわらず、ワクチン接種後の諸症状にしっかり対応していきたいと思います」

二番目に登壇した倉根一郎氏は、日本ウイルス学会の理事長で、国の予防接種政策を審議する厚生科学審議会「予防接種・ワクチン分科会副反応検討部会」の委員でもある。彼は話の冒頭で、その立場からの発言だと断っていたから、ほぼこの時点での国の方針が語られたものと受け止めてよいのではないか。

「言わずもがなだと思いますが、ワクチンは非常に多くの方が接種するので、いわゆる紛れ込みの数も多くなる。当然、真の副反応というのも、あることはあるでしょう。実際には、それが真の副反応であるのか、紛れ込みとしての有害事象（薬物を投与された患者に生じた、意図していなかった兆候や症状をすべて指す。因果関係は問わない）であるかは、（判別が）難しいことが多いのですが」

「部会では、同様の病態を示している広汎な疼痛（とうつう）や運動障害を呈する症例について、いくつかの可能性を挙げ、検討してまいりました。神経学的疾患——副反応としての可能性。中毒の可能性。免疫反応による症状である可能性。それから心身の反応——局所の痛みや不安をきっかけとした症状と、痛みや緊張、恐怖、不

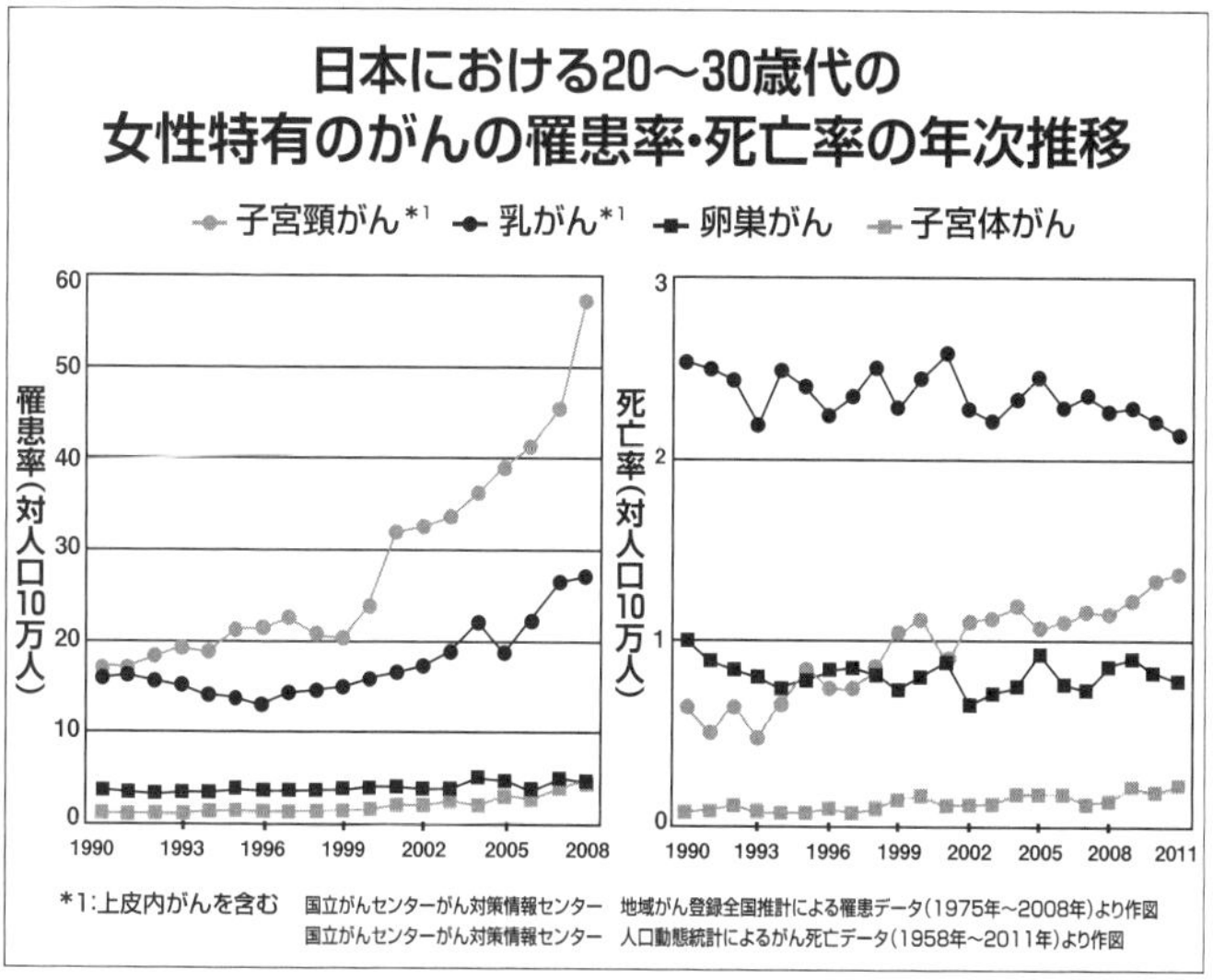

確かに子宮頸がんの罹患率が上昇しているが、それは検査数が増えたこともある。

安が身体症状として招致されるものという意味での心身の反応、機能性身体症状である可能性でございます」

だが倉根氏は、三つ目までの可能性をいずれも否定。四つ目の「心身の反応」の可能性をとるのが目下のポジションだと述べた。これだと他の三つとは違って、ワクチンの成分とは直接の関わりがないことになる。詳しくは後述するが、二〇一四年一月に厚労省が打ち出した見解が、そのまま繰り返されていた。

デンマークでの発症率は日本の約三倍

三番目の西岡久寿樹氏（一九四三〜）は「日本線維筋痛症学会」の理事長でもある。HPVワクチンの安全性に対する彼の評価は、小西氏らとは対極にあった。

「今までの話とは変わりまして、私はむしろ、被害者の視点に立つというか、お子さんたちをこの目で診ているんです。いろいろな分野からわれわれのネットワークに参加していただきまして、去年からだいたい毎週のように症例検討会を重ねております」

スライドを示しつつ、西岡氏は続けた。積極的勧奨が控えられて以来、HPVワクチンを推進する立場からしばしば発せられた「海外では問題にもされていない」という反論は適切でない。自分は実際に見てきたのだと強調した。

「まず、グローバルなHPVワクチンの副反応の状況です。けっして日本だけではない。デンマークでは千百二十九名の詳細な報告の解析があります。人口約六百万人の国。日本では二千五百名近い患者さんが副反応として厚労省に登録されていますが、接種人数などを補正すると、デンマークでの発症率は日本の約三倍ということになります。二八・一％に中枢神経症状がみられるとのことです。

そこで、フレデリックスバーグ・ホスピタルというデンマークで一番大きな病院から私どもに連絡があり、七十二名の重篤な副反応の患者が入院中なので一度コンサルテーションしてくれないかと言われ、先週、行ってまいりました。日本のチームと共通のプロトコル（手順などの規定）をもとに共同研究を開始しようということになりました。私は現場主義だから診てみないと納得できないと言って診ましたら、日本で手を焼いている患者さんたちとまったく、臨床像が一緒なのです」

「いいですか。既存の疾患に照らし合わせて、紛れ込んだとか、そういう観点は捨てたほうがいいと思います。日本、デンマークともにＨＰＶワクチンの副反応は（統計データをとる際の基準とされる）接種後三十日前後までに生じる急性期症状だけではありません。亜急性期の二カ月間、三年以上にわたって症状が生じる中枢系の神経症状があります。こういった亜急性に重層化する臨床スペクトラムを呈する新たな病態だと認識し、ＨＡＮＳ症候群（Human papillomavirus vaccination Associated with Neuropathic Syndrome）と名づけたところです」

「これは最重症の症例です。接種して一年ぐらいでさまざまな症状が出てきて、脊椎関節炎とか味覚障害、光過敏、脱毛、痙攣（けいれん）、今は寝たきりです。ワクチンを打つ前はなんでもなかった子どもですよ。原因はなんだろう。いろんな難病に関わってきましたが、いまだにわかりません。共通しているのは、HPVワクチンを打ったところからすべてが始まっているということ。だったら、そこに注目するのは当たり前じゃないですか。臨床の先生方で反対される方いますか。いたら、手を挙げてください」

西岡氏の口調は穏やかだったが、同時に挑戦的だった。

「HANSの臨床スペクトラムの時系列的特徴。全身の痺れ、こういうもの、こういうもの、こういうもの、歩行障害。黒岩（義之）先生（日本自律神経学会理事長）にお話をうかがったのですが、脳幹部の異常に始まって、時間の経過とともに症状が重層化し、著しい症状の増がみられた。自律神経障害、意識障害、近時記憶障害、てんかん発作……。こんな病気、今まで、先生方、診たことありますか。ないでしょう」

「HANSは脳症です。その病態をどのように説明するか。視床下部、辺縁系脳幹部モノアミンニューロン（神経細胞）のシナプス（ニューロン間などに形成される神経活動に関わる接合部位および構造）の障害であると、黒岩教授はおっしゃっています。シナプス障害が延髄から中脳、大脳辺縁に広がって、症状も進展していくと。（シンポジウムで）そのことを言いますよとお伝えしたら、『結構』ですと、先生は言われました」

子宮頸がんワクチン副反応原因究明チーム

黒岩義之氏（一九四六〜）は神経内科学の権威で、二〇一一年まで横浜市立大学医学部長だった人物だ。公立法人化で市行政の影響力が増した執行部に学部長職の一方的な解任を通知され、横浜地裁に地位保全を求める仮処分を申し立てて、最終的に「解任の撤回」と「辞任」を条件に和解が成立した。現在は財務省の診療所長と帝京大学医学部の客員教授。

この黒岩氏の名前は、次の横田俊平氏（一九四八〜）の報告でも、より踏み込んだ形で登場した。横田氏もまた西岡氏の組織したネットワークの中心人物の一人である。「患者さんたちの臨床症状から責任病巣を探してくるということで、黒岩先生とずいぶんディスカッションさせていただきました」と言う。

責任病巣。素人にはおどろおどろしくも聞こえる響きだが、要するに横田氏と黒岩氏は、HPVワクチンを接種した少女たちの身体に表れた症状が、脳内のどの部位の異変から導かれているのかを特定しようとした。ちなみに横田氏の前職も横浜市大の教授で、黒岩氏の後任の医学部長だったという関係だ。

「これは神経の図です。頭というのはブラッド・ブレイン・バリア（血液脳関門）で外界から隔絶されている（アミノ酸や糖など一部の物質を除いて、血液中の物質は脳内に通されない）わけですが、黒岩先生によると、脳室周囲器官（circumventricular organs）という、バリアで覆われていない部位があるのだそうです。この脳室周囲器官が、第一の侵入口として病変を起こし、神経の連結している核へ、また次の核へと、ドミノ崩しのように広がっていくのではないかと、私たちは考えております」

横田氏はしかも、HPVワクチンの接種が広がりはじめた二〇〇〇年代後半当時、日本小児科学会の会長も務めていた。むしろ導入の旗を振る側にいたのである。いかなる心境の変化だったのだろうか。残念ながら黒岩氏への取材は、「現時点では難しい」とのことでかなわなかったが、この際は合同シンポジウムの見聞ルポをいったん休憩して、彼らのチームをクローズアップしてみよう。

厚労省によるHPVワクチン接種の積極的勧奨見合わせから十カ月ほどが経過した二〇一四年三月、西岡氏が自らの率いる日本線維筋痛症学会として田村憲久（のりひさ）厚生労働相（当時）に副反応の実態調査を求める要望書を提出したのがふりだしだ。西岡氏はそのまま、年度が切り替わった翌四月、本格的な「子宮頸がんワクチン副反応原因究明チーム」を、自らと公明党の元衆議院議員で、厚労相などを歴任した坂口力氏（一九三四〜）とともに代表理事を務める一般財団法人難病治療研究振興財団内に立ち上げた。メンバーは以下のとおり。

代表　西岡久寿樹
副代表　横田俊平
同　松本美富士（よしふじ）（東京医科大学医学総合研究所客員教授）
伊藤健司（防衛医科大学校病院内科学膠原病アレルギー科講師）
臼井千恵（順天堂大学医学部精神科准教授）

岡寛（東京医科大学八王子医療センター教授）
長田賢一（聖マリアンナ医科大学准教授）
堺春美（元東海大学教授）
高柳広（東京大学大学院医学系研究科免疫学教授）
中島利博（東京医科大学医学総合研究所教授）
西岡健弥（順天堂大学医学部脳神経内科准教授）
平井利明（東京慈恵会医科大学神経内科教授）
山野嘉久（聖マリアンナ医科大学難病治療センター准教授）

ゼネラル・アドバイザーには坂口・元厚労相が就任した。メディカル・アドバイザーに黒川清（政策研究大学院大学教授、日本学術会議元会長）、珠玖洋（三重大学大学院医学系研究科病態解明医学講座教授）、服部信孝（順天堂大学医学部脳神経内科教授）の三氏、コンプライアンス・アドバイザーに郷原信郎氏（弁護士、元東京高等検察庁検事）という布陣には、しかもこのチームが既存の国策に対抗する性格を有しているだけに、かなりのインパクトがある。

ワクチンを打ったという共通項

筆者がはじめて西岡氏に会って話を聞いたのは、二〇一四年の五月だった。彼のチームの動きがＨＰＶワクチン関係者の間で取り沙汰されていたので取材した。

三重大学医学部卒。東京女子医科大学リウマチ・痛風センター内科教授、聖マリアンナ医科大学難病治療研究センター長などを経て現職にある男は、厚生科学審議会の予防接種関係とは別の部会の専門委員や研究班長を歴任するなど、厚生行政とは良好な関係を維持してきた。その西岡氏が、なぜＨＰＶワクチンには懐疑的になったのか。シンポジウムでの報告を理解する意味でも、チーム創設のモチベーションを知っておきたい。

――ＨＰＶワクチンについての、先生の問題意識を教えてください。

「このワクチンの問題について、私は少し前まで、『なにか騒いでいるなぁ』程度の認識しかありませんでした。だって産婦人科の領域だと思うでしょ。お恥ずかしい話ですが、『お年寄りの人にも打つのかなあ』なんて思っていたぐらいなんです」

――子宮頸がんで亡くなるのは、たいがいお年寄りですものね。

「そう。ところが去年（二〇一三年）あたりから、私のところにも子どもの線維筋痛症に酷似した症状の患者が来るようになったんですよ。普通は三十～四十代の、大人の女性が圧倒的に多いのですが」

線維筋痛症とは原因不明の痛みや不眠、うつ病などの精神・神経症状を主症状とする疾患である。患者のＱＯＬ（Quality of Life ＝ 生活の質）は著しく損なわれるが、精神的な問題だと決めつけられていた時代が長く、近年ようやく疾患の解明が進んで、治療体制が整備されはじめた。この疾患に苦しむ人は日本全国で推計約二百万人、うち八割を女性が占めているという。

「抗てんかん剤が効いた症例が少なくないし、脳の特定部位の痛みの関連物質を標的にした薬品で痛みを抑えることもできるようになってきた。中枢性感作といって、痛みに対して脳が敏感になっていることが明らかな状態。その基礎にはすなわち炎症という病態があるのではないか、というふうに」

――まだまだ幼い少女たちが、その線維筋痛症ではないかと、心配してやってくる。

「で、当然、何がキッカケだったかと尋ねますね。するとものすごく痛い注射をされた、子宮頸がんの予防接種だったと。そんなケースが二件続いて、三人目には私のほうから、ひょっとしてワクチン受けた？　と聞いたら、ハイ、受けましたって。

以来、私が直接診た子だけで、ざっと二十人近くにのぼります。ちょっと相談を受けたとか、そんなケースまで数えたら、五十人ははるかに超えてますね。もう長いこと診てきた子が新聞を読んで、実は私も子宮頸がんワクチンの接種後に……なんて言い出したこともある。ああ、やっぱりなって。さらに追跡していくと、線維筋痛症にはみられない高次機能障害があり、認知症的な症状まで出てしまった子たちもいるんです。異常だとは思いませんか」

――ワクチンとの因果関係は明白だ、と。

「単純なことです。私はいろいろな難病の解明に取り組んできましたが、普通は原因を探し出すのが大変なんです。それには、まずは症状の共通性を考えるところから攻めていく。スモンでも水俣病でも薬害エイズでも、最初は何もわからなかったはずですよ。疫学的なデータを集めていくうちに、たとえばどうも水銀が流れる川の下流に水俣病が多発しているようだなどという実態が、少しずつわかっていった。

今回はワクチンを打ったという共通項がはっきりしているわけですからね。だけど、じゃあ全員に症状が表われるのかといえば、それは違う。われわれの実態解明チームでは、接種した子たちのゲノムを解析し、何か起こった子と何も起こらなかった子の遺伝情報を比較対照してみるつもりです」

――今はまだ平気でも、先々に何か起こるかもしれない、という場合もあり得ますか。

「可能性はあります。だからこそ通常、先端的な薬剤を売り出す場合は、PMS（Post Marketing Surveillance ＝ 市販後調査）というのを製薬会社はしなければならないことになっています。私たちが一九九〇年代後半、関節リウマチに『抗サイトカイン療法』と呼ばれる治療法を日本人に初めて導入したときも、製薬会社に投与した患者全員のフォローアップを命じました。ジャッジメントに当たる委員会はもちろん、製薬会社ではなく日本リウマチ学会に置き、そこには厚労省の研究班のメンバーも入っていただきました。

HPVワクチンはどうですか。世界初のがん予防ワクチンだといいながら、接種した子の長期的追跡なんてほとんどやっていないに等しい。何人かの知り合いの国会議員に聞いてみたら、みんな例の検討部会に任せているという。肝心の免疫のエキスパートがほとんど入ってないような会合にね。無茶苦茶です」

参考までにHPVワクチンに関わる厚生科学審議会と薬事・食品衛生審議会の合同会議のメンバーを挙げておく。「予防接種・ワクチン分科会副反応検討部会」は、

部会長＝桃井眞里子（国際医療福祉大学副学長）、稲松孝思（東京都健康長寿医療センター顧問）、岡田賢司（福岡歯科大学全身管理部門総合医学講座小児科学分野教授）、岡部信彦（川崎市健康安全研究所所長）、熊田聡子（東京都立神経病院神経小児科部長）、倉根一郎（国立感染症研究所副所長）、薗部友良（日本赤十字社医療センター小児科顧問）、多屋馨子（国立感染症研究所感染症疫学センター第三室長）、永井英明（独立行政法人国立病院機構東京病院外来診療部長）、道永麻里（公益社団法人日本医師会常任理事）。

「医薬品等安全対策部会安全対策調査会」は、

調査会長＝五十嵐隆（独立行政法人国立成育医療研究センター理事長・総長）、遠藤一司（明治薬科大学医薬品安全管理学講座教授）、大野泰雄（公益財団法人木原記念横浜生命科学振興財団理事長）、柿崎暁（群馬大学附属病院肝疾患センター副センター長）、望月眞弓（慶應義塾大学薬学部教授）。両者の合同会議では桃井・副反応検討部会部会長が座長を務めている。

――そこで合同会議に対する西岡先生の原因究明チームが設置されたのですね。しかも元厚労相がトップの財団に。

「難病治療研究振興財団には厚労省のOBも理事として運営に関わってもらっています。だけど厚労省に近い遠いなんて関係ない。ダメなものはダメで、いいものはいいんです。

私は医者としての良心に基づいて行動していますから。まあ、多くの現場の医師や専門家は心のなかではいろんな思いがあっても、お上には口が出せないという慣習はなかなか消えない。私の大先輩の黒川清・学術会議元議長は、『異論の出ない社会システムは崩壊する』と、私に異論の勧めを説いています」

――今後の活動の方向性は。

「アメリカやスイス、カナダ、フランス、ロシアなどのドクターとグローバルなネットワークを築いて、連携していきます。どの国にも深い問題意識を持って、きちんとやっている仲間が大勢いますからね。私が近くロシアで講演することになったHPVワクチン副反応についての疾患概念については、ロシア政府も大きな問題意識を持っています」

西岡氏の構想は着々と実を結びつつある。国際的なネットワークは意外な方向にも広がり、デンマークの病院との共同研究にまで至った。シンポジウムで語られたとおりだ。

先進国の医療として最低限の条件

HPVワクチンをどうするのかは、当然のことながら、すぐれて政治マターでもある。その構造は本書の全編を通して明らかにしていくつもりだが、政権与党内の推進派と慎重派の代表的な議論だけは、ここで紹介しておきたい。取材はいずれも二〇一四年五月に行った。彼らはそれぞれの立場で、西岡チームの動きを強く意識していた。

自民党の古川俊治参議院議員（一九六三～）。弁護士資格を併せ持つ外科医でもある彼は、自信満々のおももちで語った。

「なにしろ国際標準のワクチンですからね。子宮頸がんは数少ない予防可能ながんなので、このワクチンの接種を進めることは、先進国の医療として最低限の条件、国民に対する義務だろうと、私は考えております。

副作用だといわれているものは、科学的に見ると、そうは考えがたいという点がございまして。他の要因あるいは要因なしでも発生してくるような症状が、ワクチンと関連づけて提示されているところが多分にあると思います。非科学的な配慮でがんの予防を怠ってはいけません。もちろんワクチン接種を強制はできないわけですから、国としてはやはり、（副作用といわれる症状との）因果関係はないということを、しっかり国民のみなさんに情報を公開して、その上で受ける方々が最終的にご判断されるということだと思います。

あのね、疾患の専門家というのが一番危ないんですよ。みんな自分の患者にしてしまうから。大切なのはエビデンス（根拠）——マスのスタディの何万例もの積み重ねであって、科学の序列では、個人の意見などというのは一番下のグレードでしかありません」

なお古川氏は政治家のかたわら、母校の慶應義塾大学で医学部と法務研究科（法科大学院）の教授を務めている。二〇〇一年には大学発のベンチャー企業「GBS研究所」を設立し、遺伝子技術を用いたがん治療や、脳神経損傷の再生治療の実用化を急いでもいる。

しかし一方、同じ自民党でも脇雅史参議院議員（一九四五〜）の考え方はだいぶ違う。

建設省（現・国土交通省）の元技官で、近畿地方建設局局長から政界に転じた。取材当時は参議院自民党の幹事長だった。

「学者さんたちの構図をみていると、患者さんに直接接している人たちは、なんとか守ってあげたいという思いが強いし、ワクチンを進めたい人たちは、そういうところに目をつぶりかげんにして、全体に効果があるんだからグダグダ言うなということで、なかなか噛み合わないいんですね。こういう問題は、いつもそうだ。

予防接種というのは、残念ながら時に被害に遭われる方も出るけれども、トータルでは明らかにプラスだという場合に、まあ仕方がないかということでやるものではあります。ただ、このワクチンの効果はある種、限定的なものだし、そもそも子宮頸がんという病気は、ワクチンのある他の病気とは少し性格が違う気がする。空気感染ではないのだからね。全員に打たなくてはならないものなのか。

実際に重篤な副反応が出ている人がかなりおられる。ワクチン由来かどうかはまだ明らかではないけれど、接種した人に表れていることは確かなのです。それを、因果関係がわからないからいいんだ、気のせいだなんていう言い方はないだろう。私、一度、厚生労働省を叱ったんですよ。

水俣病のときも、チッソはあの廃液を、因果関係はわからないんだからと言って、垂れ流し続けました。厚労省はそういうのを抑えるのが仕事だというのに、あんまり無責任ではないか、お前らはチッソかと」

——それはすごい叱り方ですね。

「極端なことを言えば、ね。だからそうではないんだということを、きちんと説明する義務が（国には）あるのです。まして人の健康を守るための厚労省が、あまり軽く考えないほうがよいのではないでしょうか」

——チッソかとまで言われて、厚労省のお役人はなんと？

「黙ってました」

苦虫をかみつぶしたような表情で、脇氏は言った。

「ワクチン全般が信頼されなくなるのが困る」

二〇一四年の十一月には、前出の横田俊平氏にも会うことができた。西岡久寿樹氏の率いる「子宮頸がんワクチン副反応原因究明チーム」の副代表だ。翌月に合同シンポジウムでの報告を控えたタイミングだった。

「私は三月まで横浜市大の小児科にいて、主にリウマチや膠原病のような、子どもの慢性の病気を診ていました。あまり医師のいない分野なんですよ。ところが近年は全身の痛みを訴える患者さんがすごく増えてきた。痛くて学校に行けない、歩けない。過去十年間で百八十人ほどを診ましたが、三分の一が車椅子です。

若年性の線維筋痛症なんですね。リウマチと違って関節がやられるわけではないし、血液の検査でも異常がない。今の社会のもとで、育った経過のなかでその子の性格の問題が出てきて、思春期に入り、家族から離れていくときにいろいろなトラブルを抱え込む、と。ですから僕らの治療は精神的なサポートが中心になったりする。よい薬もありませんしね」

このあたりの感覚は西岡氏と異なる。間口の広い小児科ならではの経験なのだろう。

「それで一昨年（二〇一二年）の一月に、やはり全身痛の子を入院させたところが、これまでの子たちと違う。まず生理が止まった。線維筋痛症ではあまり止まらないのですが。そして幻視や幻聴。なにか変だねと言っているうちに、今度は計算ができなくなったとか、そういう子が十人ほども集まってきて、調べると全員がＨＰＶワクチンを打っていたという流れだったんです。ワクチンのよしあしから入ったのではなく、患者さんを診ていたら、この問題にたどり着いてしまった。

ええ、その患者さんたちを送ってくれていたおひとりが西岡先生です。やがて先生から電話があって、『横ちゃん、なにかヘンなこと感じない？』。でも、僕が大学にいるのもあと一年という時期で」

――お辞めになるのは確定していたのですか。

「定年だから、教授に就任したときから決まってた。研究するには大学でないと、費用などの点でも大変です。とにかく臨床症状をまとめることになり、そこに神経内科や小児神経、児童精神の先生方が参入してきてくれました。黒岩義之先生というビッグネームまで。先生も、私が書類を持っていってお話ししたときは、『ああ、そう』みたいな感じだったんですよ。でも、患者さんを二人診た段階で、『これは由々しき問題だ』というメールをいただきました」

――横田先生は日本小児科学会の会長もしておられましたね。

「ですから発言をし出してから、親しかった友人たちが、忠告してくれながら、去っていくんです。『あいつらはワクチン反対派だ、先生もお立場をわきまえて。発言力がある方が、こういうことに口を出しちゃいけません』。でも、発言力があるから口を出すわけで。いずれわかってもらえるとは思いますけれども。

ワクチンはよいものだと、私は考えていますよ。それで予防できる病気は予防するべきだと信じています。それだけに、ワクチン全般がお母さんたちに信頼されなくなるのが困る。もはやそういう段階にきているんです。

実は僕も、小児科学会の会長だった当時はＨＰＶワクチンを推進する側に名前を連ねていました。小児科医はみんなおとなしくて、新しいワクチンが出るたびに、国に認めてもらえるまで、五年越しになってしまうんです。でもＨＰＶの場合は産科婦人科学会が中心で、彼らはそれまでワクチンの導入なんて手がけたことがなかったのに、『やるなあ』と思わされたのをよく覚えています。

あれ、一年で通っちゃったでしょう。ずいぶん国会でロビー活動をして、専門家の会議を立ち上げたりして。『いやあ、小児科も見習わないと』なんて、みんなで言ってたんです。だから余計に、そういう子たちを診てしまうとね」

イントだ。

ネーミングは行政発の官製

「ＨＰＶワクチン」と言ったり、「子宮頸がんワクチン」と銘打たれてみたり。書いている筆者自身が混乱してくるが、これは言葉の遊びではない。事の本質にも通じる重大なポイントだ。

ほかならぬ厚生科学審議会「予防接種・ワクチン分科会副反応検討部会」の委員が二〇一三年十一月に行った講演「ワクチンの疑問に答えます　予防接種はなぜ必要？」が参考になる。講師は多屋馨子・国立感染症研究所感染症疫学センター第三室長。朝日新聞社主催、一般財団法人阪大微生物研究会共催（厚生労働省など後援）による「ワクチンの学校２０１３」という、全国の自治体がＨＰＶワクチン接種の勧奨を控えるようにとの厚生労働省の勧告を受け取って、五カ月が経過した時期の催しで、彼女は、

「ワクチンを打てば、子宮頸がんの七〇％は予防できます」

と語った。では残る三〇％は予防できないのが問題なのかというと、それほど簡単ではないから厄介だ。

正面のスクリーンにはＷＨＯ（世界保健機関）のデータによる「地域別にみた、子宮頸がんに占めるヒトパピローマウイルスの主な遺伝子型別割合」のグラフ群が。多屋氏によれば、このウイルスには実に多くの種類があって、アジアの子宮頸がん患者から見つかるＨＰＶは16型か18型が六七％で、ワクチンはこれらのタイプのウイルスの感染を防ぐこと

ができるけれども、それ以外の、たとえば31、33、35、45、52、58の各型などはカバーできない。だから「検診とのセットが重要」だと、強調されていた。

多屋氏の語った数字は、アジアのデータとやや異なる。これは四捨五入か、やはりスクリーンに現れた全大陸合計（16型か18型が七〇％）の平均値を述べたのか。ちなみに日本の子宮頸がん患者だけに絞ると、二つのタイプは約五九％で六割に満たないという調査もある（笹川寿之「ヒトパピローマウイルス（HPV）ワクチンの現状と課題」『モダンメディア』五十五巻十号、二〇〇九年など参照）。

どういうことか。「子宮がん」には子宮の入り口にできる「子宮頸がん」

地域別にみた、子宮頸がんに占めるヒトパピローマウイルスの主な遺伝子型別割合

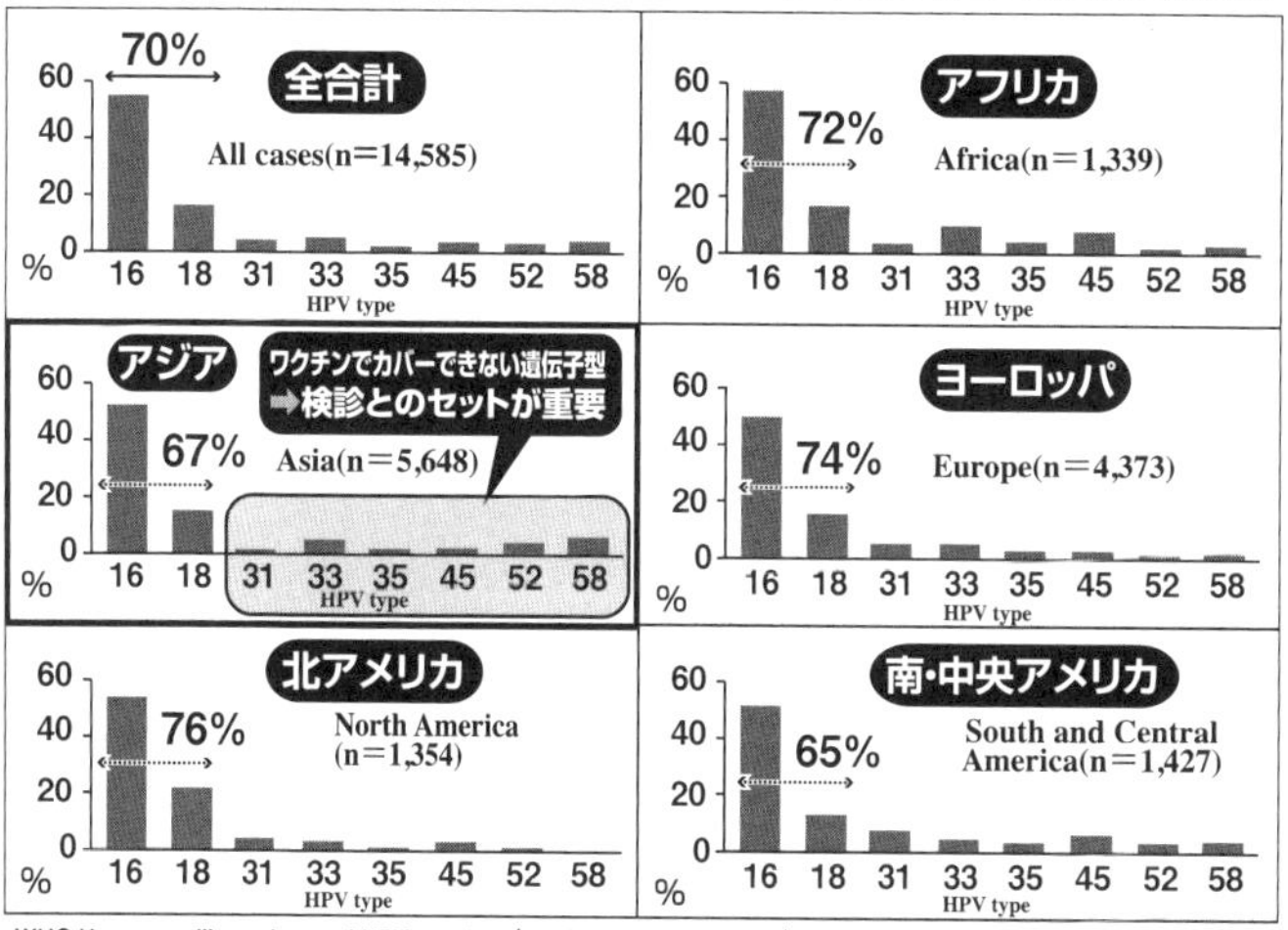

WHO,Human papillomavirus and HPV vaccines（WHO_IVB_07.05_eng.pdf）より　ヒトパピローマウイルスワクチンファクトシート

「ワクチンの学校 2013」で使用されていたグラフ。

いる。前者の主な原因はＨＰＶだとされている。しかるにＨＰＶは実にありふれたウイルスで、大方の男女がそれぞれの皮膚や粘膜に保有しているというのが定説だ。それが〈性交によって膣の奥に押し込まれて子宮口に感染し、持続感染を起こすことで子宮頸がんの引き金になる〉（『現代用語の基礎知識』二〇一四年版）。

もっともＨＰＶは多種多様で、発がん性を伴うのは既述のとおり、ごく一部のタイプ――十五種類ほど――に限られる。ＷＨＯはその感染者を世界全体で約三億人、このうちＣＩＮ（子宮頸部上皮内腫瘍）が１（軽度異形成）ないし２（中等度異形成）のレベル（前がん状態）に移行する人を約三千万人と推計している。どれもＨＰＶが上皮細胞に入り込み、その形態をやや変化させた状態のことである。

続くＣＩＮ３（高度異形成）が約一千万人、さらにその先の上皮内がん、浸潤がんへと進んでしまう人は約四十五万人。ということは、発がん性のＨＰＶに感染しても、進行子宮頸がんを罹患する人はそのうちの〇・一五％だ。

世界人口全体に占める割合では〇・〇六四二八五％ということになる。ＨＰＶに感染してもたいがいは発症に至らない。子宮頸がんが「性感染症」と呼ばれにくいのもこのためだ。

いずれにせよ子宮頸がんという病気そのものを予防できるワクチンは存在し得ない。だから他の定期接種――たとえば「麻しん（はしか）の予防接種」とか「インフルエンザの予防接種」のように「子宮頸がんの予防接種」と呼ばれることもなかった。「子宮頸がんワクチン」のネーミングは行政発の官製で、かつ、これをそのまま伝えた大手マスコミが流布したキャッチコピーであるにすぎず、正しくはあくまでも「ＨＰＶワクチン」なのである。

ＨＰＶワクチンには、そして、際立った異なる特徴がある。インフルエンザでも麻しんでも、ワクチンとは通常、弱毒化したウイルスを注射して体内に抗体を作らせ、あとから侵入してくるウイルスを攻撃させるというものだ。要は人為的に、軽く感染させて人体の防御システムを発動させる営みである。

ところがＨＰＶの場合、感染は子宮

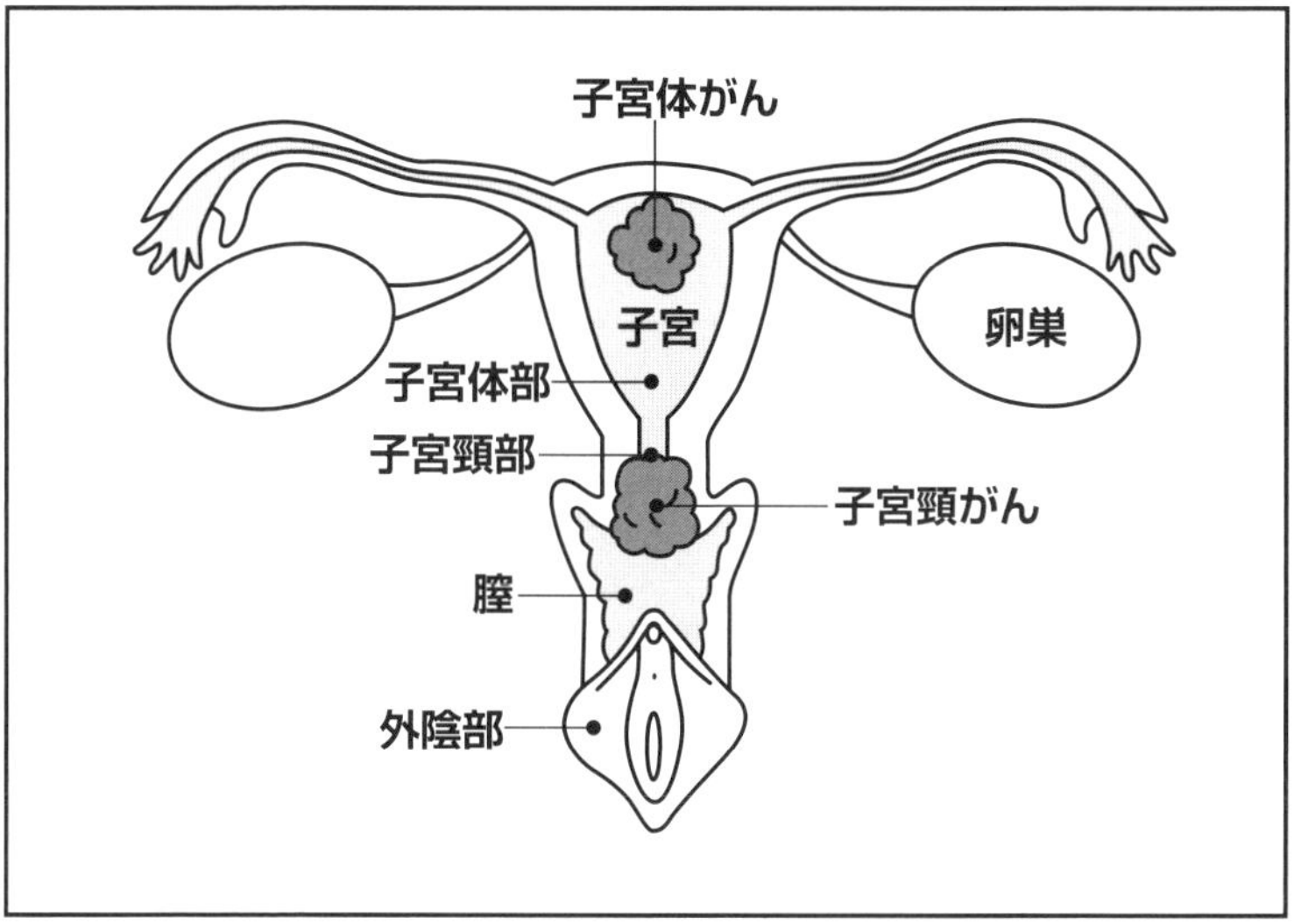

子宮のがんには、子宮体がんと子宮頸がんがある。

頸部上皮の基底細胞で生じるため、人体の側が自覚できない。血液中に入り込むことなく、感染しても次の感染を防げるほどには抗体価が上がらないので、新たな免疫機構の創出がワクチンの目的になった。そこでHPVの遺伝子からカプシド（ウイルスの核酸を包み込む殻を構成しているタンパク質）を作り出すDNAだけを抽出し、これを増殖した偽ウイルスを時間をおいて合計三回（最初の接種から一カ月後に二回目、六カ月後に三回目）筋肉注射して、全身に行き渡らせる。高度な遺伝子組み換え技術を駆使したワクチンなのである。原料は「サーバリックス」がイラクサギンウワバという蛾の細胞、「ガーダシル」は酵母から、それぞれ精製されている。

厚労省は二〇一三年九月、東京大学病院や大阪大学病院、札幌医科大学病院、愛知医科大学病院など、原因不明の痛みなどに対する治療体制の整った全国十一病院を発表した。HPVワクチンの接種から二〜四週間が過ぎても症状の続いている患者に受診を呼びかけ、併せてデータの収集・分析に努めたという。

そして四カ月後、彼らは接種後の少女たちが見舞われた諸症状を、接種時の痛みや緊張、恐怖、不安などが身体の不調として表れた「心身の反応」が慢性化したものと結論づけた。海外の状況をはじめ、GSKの「サーバリックス」とMSDの「ガーダシル」、および他のワクチンとの比較、病態に関するさまざまな仮説などを検討した結果として、ワクチンの成分に由来する副反応ではないと断じていた。

二〇一四年一月の厚生科学審議会「予防接種・ワクチン分科会副反応検討部会」と薬

事・食品衛生審議会「医薬品等安全対策部会安全対策調査会」の合同会議。議事録から桃井眞理子座長のまとめを引く。

「海外においては同様の症例の報告はある。ただし、海外においては発症時期等々に統一性がなく、単一の疾患が起きているとは見なされていない。したがって、ワクチンの安全性の懸念とはとらえられていないというのが海外のデータからの評価でした。

2番目としては、2剤間の比較では、各種の疼痛の報告頻度はサーバリックスのほうが有意に高い。しかしながら、広範な疼痛又は運動障害については有意な差はない。

3番目は、広範な疼痛又は運動障害を来した症例のうち、関節リウマチ、SLE（引用者注：全身性エリテマトーデス）、ギラン・バレー症候群、ADEM（同：急性散在性脳脊髄炎）の既知の免疫疾患と診断されている症例については、10万人年（同：罹患率の指標）のデータからはバックグラウンドよりむしろ低いという数字で、ワクチンとの因果関係を示す集積性はなしと評価する。

次に、慢性疼痛あるいは運動障害のメカニズムとして、A、B、C、Dの神経疾患、中毒、免疫反応、身心の反応の4点について御議論いただきました。1、神経疾患、2、中毒病態、3、免疫反応については、これまでの知見からは考えにくいという評価をいただきました。心身の反応について論点にまとめましたが、心身の反応が慢性の運動障害、疼痛について考えられるというまとめをいたしました」

よどみのない論点整理ではあった。もっとも議事録による限り、合同会議の場で詰めた議論が行われた形跡はない。あらかじめ結論が用意されていた印象だ。そして十一カ月後の二〇一四年十二月にもまた、副反応検討部会の倉根一郎委員が日本医師会と日本医学会の合同シンポジウムで、これと同じ主張を重ねることになるのは、すでに述べたとおりである。

予防接種のサイエンスとは何か

話を二〇一四年十二月の合同シンポジウムに戻すが、プログラムの後半にあった報告は割愛する。そのかわり信州大学の池田修一教授と愛知医科大学の牛田享宏教授には個別のインタビューを行った。詳しくは第四章に譲りたい。

個々の報告は専門領域ごとに目的もアプローチも異なっていて、最後までかみ合うことはなかった。プログラムのラストに「総合討論」と表記されていたコーナーでは、報告者たち全員がステージに横一列で並んだが、彼ら相互の議論はなく、会場からの質問用紙を司会者が読み上げ、これに回答しただけ。西岡氏に五回、横田氏と池田氏に二回、小西氏と倉根氏にそれぞれ一回ずつ、質問が寄せられた。

総じてＨＰＶワクチンの安全性を疑い、接種の積極的な勧奨再開に慎重な態度を示した報告者への風当たりが強い印象が残った。こんな具合だ。

——西岡先生へのご質問でございます。ステロイドパルス等リスクを伴う治療をされていらっしゃるようですが、治療による副作用、健康上の問題は検討されましたか。また、本当にワクチンを打っていない人にこのような症状は出ていないのでしょうか。

——西岡先生にでございますが、ワクチン因果関係の仮説はあくまで仮説でしょうか。ワクチン、免疫、心身疲労への理解が乏しい医師の仮説にしたがって、重要なワクチンをやめる必要があるのでしょうか。ちょっとご無礼な質問ですが、よろしくお願いします。

——これも西岡先生でございますが、デンマークの例に触れられましたけど、デンマークではHPVワクチン接種は中止になったのでしょうか。

——横田先生に、ケース・コントロール・スタディ（症例対照研究。ある特定の症状を呈する集団と、その症状のない対象群とを比較・評価する分析疫学の手法）をご検討されることはいかがでしょうか、ということでございます。

横田氏の切り返しには皮肉がきいていた。

「これまでワクチンの副反応というのは、パーセントでやってきたわけです。何万人に一件あるとかないとか、そういう話でございます。しかし、そのパーセント疫学では、今回のこの病状はピックアップできないというところを反省すべきだと思います。パーセントだけでワクチンを見るのはよくない、そう思います。ケース・コントロール・スタディに関しましては、ご質問の方が国立感染症研究所の方でありますので、どうぞ、そちらで予算を立ててやってください」

予定どおりのメニューが終了すると、司会者が突然、シンポジストではない一人の医師に発言を求めた。厚生科学審議会「予防接種・ワクチン分科会副反応検討部会」の部会長である桃井眞理子氏が客席で立ち上がり、マイクを握った。

「ご指名をいただきましたので、お答えさせていただきます。すべての先生のご講演を拝聴して、また、それ以前からずっとでございますが、この職責を果たすにあたって、予防接種のサイエンスということを、深く考えてまいりました。予防接種というのは、みなさまご承知のように、かかった疾患を治療する治療薬とは異なり、疾患にかからないのがメリットでございますので、接種された個人には、かからなかったことが実感されにくいという事実がございます。それは医療者にも同様でして、その結果、メリットとデメリットを考えるときに、デメリットのほうに心理的なバイアス（偏り）が働きやすいということを、われわれは意識をして、そのバイアスを排除しつつ、予防接種のサイエンスとは何かということを考える必要があるように思います。

この心理的バイアスが存在するため、しばしば予防接種に関して医学的な大きな誤謬の歴史がございました。この百年間でも最大の瑕疵（かし）、ミスであったとされるのが、予防接種と自閉症の関係についてです。『ランセット』に載ったある論文がきっかけで、非常に非科学的な論文でありましたが、自閉症は予防接種によって惹起されるということが次々に社会的に喧伝され、サイエンスのないままにメディアを巻き込み、メディアが拡散をし、そして研究者のロビー活動によって政治を巻き込み、政治的な問題に発展したということが、十年以上も続きました。これによって多くの患者さんに不安を引き起こしました」

桃井氏の言うのはこういうことである。世界で最も権威ある医学誌とされる『The Lancet』（ランセット）の一九九八年二月二十八日発行号に、英国のアンドリュー・ウェイクフィールド医師らが、自閉症とMMR（Measles＝麻しん、Mumps＝おたふくかぜ、Rubella＝風しん）混合ワクチンの因果関係を示唆する論文を発表。とりわけ麻しんワクチンの危険を指摘する病理学者の追試などもあり、英国を中心に乳児にこれらのワクチンの接種を拒否する保護者が欧米社会に続出した。補償を求める訴訟が次々に起こされ、夫婦間での対立が法廷闘争に発展するケースまで現れて、深刻な社会問題となった。

結局はウェイクフィールド医師がデータを恣意的に操作していた不正が明らかになり、英国政府の諮問委員会による判断を受けて、『ランセット』が二〇一〇年に論文を取り下げた。彼は「重大な職務上の非行」を理由に医師免許を取り消されたという。MMRのみならず、ワクチン接種という医療行為そのものへの不信感を募らせた医学史上の大スキャンダルで、その後もイタリア・ミラノ地裁が破傷風や百日ぜきなどの混合ワクチンの接種と自閉症との関連を認める判決を言い渡すなど（一四年十一月）、混乱は収まっていない。

「このようなミスリードはけっして起こしてはならないと、私は考えております。医学者もそうでありますし、一般の方もそうで、メディアもそうでありますが、予防接種にまつわる何がサイエンスかと何がストーリーなのか、何が仮説なのかということを慎重に見きわめる必要があると思います。今後、予防接種副反応部会でも、サイエンス、これまでもそうでございましたが、サイエンスを基盤に、現在のベスト・アベイラブル・サイエンスを基盤に、ある結論を出してもらいたいと思っております」

「もうひとつ、われわれ医療者も気をつけなくてはいけないのは、『心』という文字に対する大きな偏見があることです。国民全般、世界的にそうでありますが、『心身』『心』という言葉が出たとたん、これに対して強い拒否反応を示すということがあります。しかしながら、心身というのは体の反応性の基本でありますので、われわれのなかにある大きな偏見というものを除外する、意識をする必要があるように思います。最初から機能性身体症状と言えばよろしかったんだと思いますが、これは医学界にもあまり浸透していない言葉であるために、心身の反応という言葉を使いました」

「今後、機能性心体症状の医学的解明は脳科学の研究として進められるべきでありますが、ストーリーだけが社会に喧伝され、ストーリーが患者さんの不安をあおるというようなことだけは医学者として絶対に避けるべきであろうというふうに考えております。医学者のみならず……」

——先生、時間がありませんので。

「医学者のみならず、メディアの方々も何がサイエンスかをきわめて留意をして、ぜひデータを慎重に見きわめていただきたいと願っております。以上でございます。ありがとうございます」

玉虫色の「まとめ」

桃井氏の発言を聞きつつ考えた。彼女をはじめとするHPVワクチン推進派の誰もが自らの立場に揺るぎのない自信を持ち、その信念は「科学」によって裏付けられていると強調している。異論を唱える者は非科学的な「ストーリー」を弄んでいるにすぎない、と。

だが本当にそうか。現行のテクノロジーや疫学は絶対なのか。どのみち一〇〇％など望み得ないにせよ、実際のところ、「科学」の名に値するだけのものなのだろうか。それらを扱う人びとのレベルは。そもそも人間一人ひとりの体内に打ち込むワクチン、予防接種という制度は、「科学」の枠組みだけで議論されるべきものなのか。いや、もっと下世話に、日本におけるHPVワクチンの導入過程と、彼女の批判する自閉症と予防接種が結びつけられた経緯とは、それほどかけ離れていただろうか——。

確かに予防接種のメリットは実感されにくい。それはワクチンを打たれた個人だけでなく、感染症の流行が抑えられることになる社会全体に及ぶのだから、大変なものだ。しかしまた、ということは同時に、何もしなければ病気にならなかった可能性の高い乳幼児や少女の輝かしい未来を、その社会全体あるいは国家が人為的かつ強権的に奪ってしまいかねない危険と表裏一体だということでもあるのだ。全体のために不特定多数の個人に犠牲を強いるシステムとしての側面を否定できない現実を、神ならぬ身である私たちは、最終的にどのような態度をとるにせよ、もっと、もっと畏れていなければならないのではあるまいか。

　合同シンポジウムは最後に、髙久史麿・日本医学会会長のあいさつで締めくくられた。玉虫色の「まとめ」の前に、かねてＨＰＶワクチンを推進してきた彼自身のスタンスを、改めて明確にする言葉が並んでいた。

「学校保健に関係しておられる方から、ワクチンを接種される人たちにどういうアドバイスをすべきかを自己判断に委ねるのは、定期接種にしては無責任に思えるというご意見がありまして、私ももっともだと思います。それから産婦人科の先生ですけれども、接種後にさまざまな神経症状や痛みが出るとしても、診療体制をしっかりして、ワクチン接種を進めていくべきではないかというご質問と、子宮頸がんを防ぐためにはワクチンは必要だと考えるが、演者の先生方はどうかという答えですが、私は、こういう副反応の問題を克服、解決して、その対応を進めて、ワクチン接種は進めていかないといけないということが、演者の先生方の大方のご意見だと理解しています」

　このあとに述べられた「まとめ」は、箇条書きで事足りる。①症状とワクチンとの因果関係や病態については、専門家の間でも見解が異なる。今後も専門家による究明の努力が必要。②因果関係等の有無にかかわらず、症状を呈した被接種者の回復に向けた医師会・医学会と行政との治療・支援体制の強化が大切、③国は副反応のリスクと疾病予防機会喪失のリスクの両面を踏まえ、引き続きワクチン接種について科学的根拠に基づいて検証し、結論を得るべく努められたい――。

第二章

被害者たち

「お母さんがいなくなった」

札幌駅からJR函館本線を「L特急スーパーカムイ」で三十五分だけ北上する。かつて道内有数の採炭地として栄えた美唄（びばい）市も近年は活気がない。最盛期には九万人を擁した人口が、現在は二万四千人にまで減ってしまっている。

佐藤美也子さん（一九七三〜）に会った。彼女の長女は高校一年生だった二〇一三年五月、MSDのHPVワクチン「ガーダシル」の接種を受け、以来、すさまじい症状に苦しみ続けている。

「つい最近、児童相談所を通じて道の療育手帳が交付されたんです。A判定でした。国からの特別児童扶養手当もそれまでの『中度の知的障害二級』から、『重度の知的障害一級』に変更されました。IQ（知能指数）は四十程度になってしまったのだとか。高校にはちゃんと合格しているのですから、これは入学後に打ったワクチンのせいだっていうことですよね。

学校には私が毎日送迎して、なんとか頑張って通っているんですが、一年生の頃はかなりいじめられていたようです。『あいつ、おかしくね？』なんてニタニタ笑われたり、頭痛がひどいと知っているのに、すぐ横でロッカーの扉を思いっきり、バターンッて閉められたり。進級してからはずいぶん強くなったみたいですけれど。

うちの娘は私がお母さんだということさえ、よくわからなくなっちゃったんですよ。よく『お母さんがいなくなった』『だから探してるの』と言ってます。先日も、『今日は母の日だよ』と水を向けてみたんですが、キョトンとしてました。娘にとって私は〝知らない人〟。じゃあどうして知らない人と一緒に住んでるのって聞くと、『わからない』。危険人物ではないという認識ではあるらしいのですが」

努めて淡々と話す佐藤さん。二〇一四年五月の取材当時、本人の体調は最悪だったそうで、会うことはかなわなかったが、彼女自身が医師に見せるために書いた症状一覧のメモを読むことができた。すべてひらがなで書かれていた。

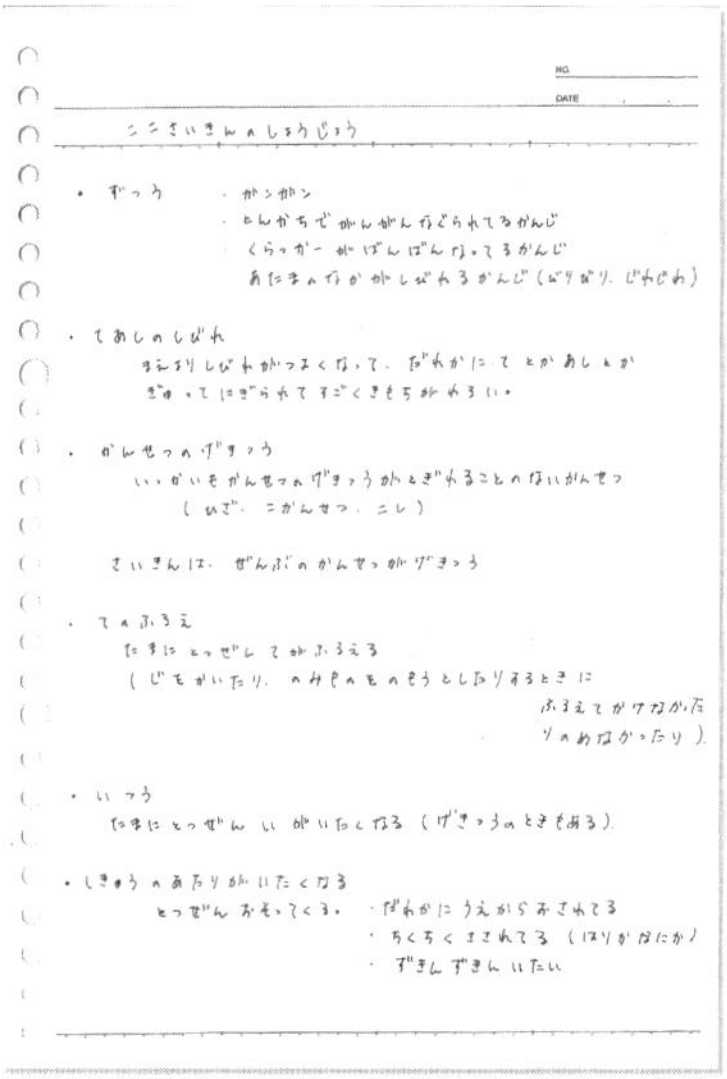
NO.
DATE

ここさいきんのしょうじょう

・ずつう　・ガンガン
・とんかちでがんがんなぐられてるかんじ
・くらっかーがぱんぱんなってるかんじ
あたまのなかがしびれるかんじ（びりびり、じわじわ）

・てあしのしびれ
まえよりしびれがつよくなって、だれかにてとかあしとかぎゅってにぎられてすごくきもちがわるい。

・かんせつのげきつう
いっかいもかんせつのげきつうがとぎれることのないかんせつ
（ひざ、こかんせつ、こし）

さいきんは、ぜんぶのかんせつがげきつう

・てのふるえ
たまにとつぜんてがふるえる
（じをかいたり、のみものをのもうとしたりするときにふるえてかけなかったりのめなかったり）。

・いつう
たまにとつぜんいがいたくなる（げきつうのときもある）。

・しきゅうのあたりがいたくなる
とつぜんおそってくる。
・だれかにうえからおされてる
・ちくちくさされてる（はりかなにか）
・ずきんずきんいたい

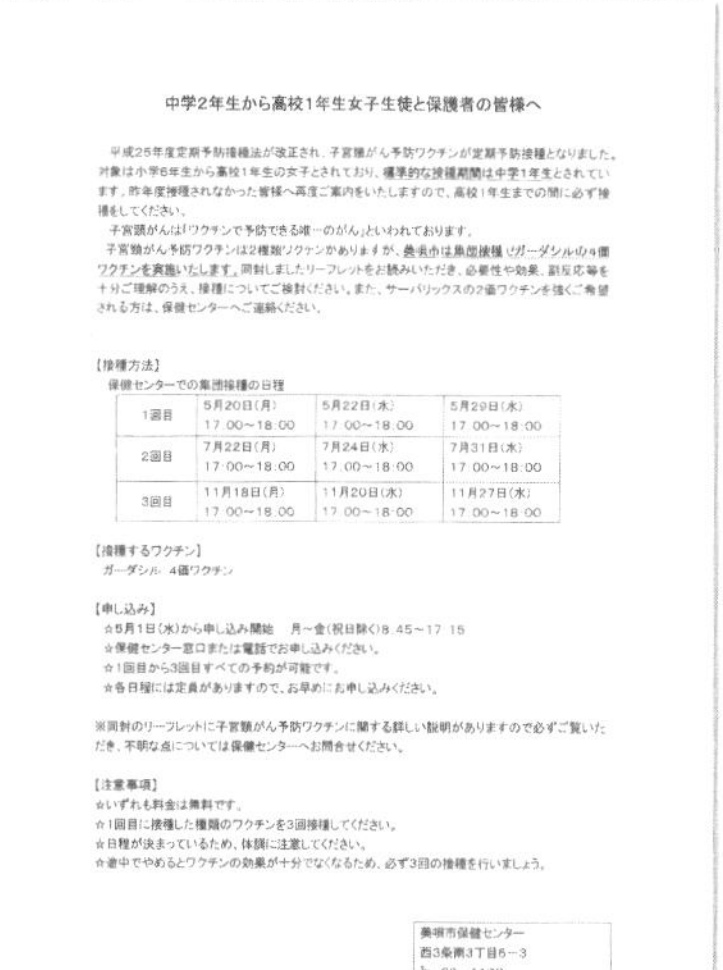
中学2年生から高校1年生女子生徒と保護者の皆様へ

平成25年度定期予防接種法が改正され、子宮頸がん予防ワクチンが定期予防接種となりました。対象は小学6年生から高校1年生の女子とされており、標準的な接種期間は中学1年生とされています。昨年度接種されなかった皆様へ再度ご案内をいたしますので、高校1年生までの間に必ず接種をしてください。

子宮頸がんは「ワクチンで予防できる唯一のがん」といわれております。

子宮頸がん予防ワクチンは2種類ワクチンがありますが、美唄市は集団接種でガーダシルの4価ワクチンを実施いたします。同封しましたリーフレットをお読みいただき、必要性や効果、副反応等を十分ご理解のうえ、接種についてご検討ください。また、サーバリックスの2価ワクチンを強くご希望される方は、保健センターへご連絡ください。

【接種方法】
保健センターでの集団接種の日程

1回目	5月20日（月）17:00～18:00	5月22日（水）17:00～18:00	5月29日（水）17:00～18:00
2回目	7月22日（月）17:00～18:00	7月24日（水）17:00～18:00	7月31日（水）17:00～18:00
3回目	11月18日（月）17:00～18:00	11月20日（水）17:00～18:00	11月27日（水）17:00～18:00

【接種するワクチン】
ガーダシル　4価ワクチン

【申し込み】
☆5月1日（水）から申し込み開始　月～金（祝日除く）8:45～17:15
☆保健センター窓口または電話でお申し込みください。
☆1回目から3回目すべての予約が可能です。
☆各日程には定員がありますので、お早めにお申し込みください。

※同封のリーフレットに子宮頸がん予防ワクチンに関する詳しい説明がありますので必ずご覧いただき、不明な点については保健センターへお問合せください。

【注意事項】
☆いずれも料金は無料です。
☆1回目に接種した種類のワクチンを3回接種してください。
☆日程が決まっているため、体調に注意してください。
☆途中でやめるとワクチンの効果が十分でなくなるため、必ず3回の接種を行いましょう。

美唄市保健センター
西3条南3丁目6−3
℡ 62−1173

被害者自身の手による症状一覧のメモと美唄市保健センターからの通知書。

◎じぶんのなまえ、たんじょうび、とし、わからない。
◎じぶんがどこにいるのかなにしてるのかわからない。
◎かぞくのなまえもわからない。（だれも）
◎ひらがなは、かけるときもあれば　かけないときもある。
◎かたかながかけない。
◎1～10までかぞえれない（ひによっては、かぞえられるときもある）
◎かんじがかけない
◎そのひととあって、しゃべってわかられたしゅんかんにそのひとのことがわからない。
◎じぶんのなかでは、まっすぐあるいてるつもりなのになぜか、きずいたらまっすぐあるけてなかったりする。
◎とつぜん、ぜんしんがかゆくなる。きずいたら、あかくなってる。
◎きゅうにあたまがぼーっとするっていうか　ぼーっとしすぎていしきがとぶことがある。
◎ながいときは、1じかんはんぐらいで　みじかいときは、1じかんぐらい。
◎とつぜん、びりびりにしびれてげきつうになって、ひだりかたがさがる。
（すごく、おもたいものをひだりかたにのせられてるかんじがする）
◎ずつう

◎ガンガン
◎くらっかーがばんばんなってるかんじ
◎あたまのなかがしびれるかんじ（びりびり、じわじわ）
◎とつぜん、なんもしてないのにしんぞうがはやくなったり、おそくなったりする。
◎ずきんずきんとかだれかにうえからおさえられてるかんじ、くるしい、いたい、たまに、きもちわるい、とかんじる。
◎たべてもあじがしない
◎ごむをたべてるようなしっぷのあじがしたり　ちのあじがしたり、きもちわるい

定期接種は努力義務

佐藤さんがＨＰＶワクチン接種に関する最初の案内を受け取ったのは、長女が中学三年生のときである。市の保健センターからの通知だった。任意だというのでネットで調べると、重い副反応が疑われている国内外の情報がいくつも見つかり、怖くなって接種を見合わせた。

ところが四月新年度になると、また通知が送られてきた。予防接種法の改正でこのワクチンが定期接種になった事実とともに、〈昨年度接種されなかった皆様に再度ご案内をいたしますので、高校一年生までの間に必ず接種をしてください〉（傍点引用者）と強調され、集団接種の日程が示されていた。「接種が義務化されたということかしら」と考え、

確認しようと保健センターまで出向いてしまったことが、佐藤さんには悔やまれてならない。

――絶対に受けなくてはいけないのですか？

「定期接種の対象は高一までなので、受けていただきたいのです」

そんなやり取りをした相手の手元には、わが子の名前が記入された対象者名簿が置かれていた。事実上の義務であるように思われて予約し、迎えた接種当日。

長女の体調はよかった。注射はさほど痛くなく、痺れもないと、接種直後の彼女は話していたが、十五分ほどで異変が起きた。

「激しい頭痛、接種した腕の痛みと痺れ。呼吸が苦しくなったとも言いました。それらは毎日続いたまま、途切れたことがありません。日を追うごとに症状が増えていく始末です。全身が痙攣（けいれん）したり、反対に脱力して、軟体動物のようになったり。立つのも歩くのもままならなかったり、意識が突然なくなったり、四十度近い高熱と平熱を一日のうちに何度も繰り返したり。本人の意思と関係なく体が勝手に動く不随意運動もしょっちゅうです。今よりは症状が軽かった頃には、自転車通学の途中で自動車と接触事故を起こしたこともあります。ブレーキを握る手に力が入らなかったそうです。

とにかく普通にやれていたことができなくなった。あの子は中一の頃からエアロビクスをやっていて、今もなんとか続けているんですけど、シューズを履くのも大変。玉結びになっちゃうし、体幹が保てなくて真っ直ぐにも歩けない。幻覚もあるらしく、動きながら泣いたり、一人で笑い出したり……。

定期接種というのは受けなければならない義務ではなく、努力義務でしかないことがわかったのは、後々になってからなのですよ。保健センターの方はどうしてあのとき、そう言ってくれなかったのか。でも最終的に予約のサインをしてしまったのは私なんですよね。したくなかったのだから、しなければよかったのに」

佐藤さんは唇をかんだ。長女を連れて、十カ所近い病院の脳神経外科や神経内科、内科、産婦人科、眼科、麻酔科、リハビリ科などを回った。

「どこもひどいものでしたけど、最悪だったのは札幌医大病院の神経内科です。椅子にふんぞり返ったドクターが、『わかんない』。不随意運動や痙攣を起こしたときの動画を見せても、『演技です。精神科に行けば？』でしたからね。娘が私のことがわからなくなったのも、去年（二〇一三年）の夏に検査入院してからなんですが、それさえも『よくあること。入院したら記憶障害になることもある』んですって。どうしてそんなことまで言われなければならないの。

何でも『心身反応』で済ませる厚労省みたいですよね。最初から決めつけてくる。さすがは厚労省が患者に受診を呼びかけている指定病院ということなのでしょうか」

ワクチンの副反応を疑う母親の訴えに耳を傾けてくれるドクターに出会うまでには、かなりの時間を必要とした。「脳内の炎症は一刻の猶予もない状態だ」と言われたという。頭部のＭＲＩで記憶を司る海馬（かいば）（記憶や学習能力に関わる器官）という器官に萎縮のようなものが確認され、また髄液中から検出した、中枢神経系における高次脳機能を担う分子に対する自己抗体が、とんでもない数値を示していたのだ。

それで当面の治療方針が定まったことが一筋の光明にはなった。いつの日か根治するのかどうかもわからない。とにもかくにも脳神経細胞が死滅してしまわないうちに、あらゆる手立てを尽くしたい――。

佐藤さんは願っている。

東京のローカルニュース

佐藤美也子さんが悔やむのも無理はなかった。彼女の長女がワクチンを接種された二カ月前の二〇一三年三月には、東京都の杉並区が、こちらはGSKの「サーバリックス」だが、HPVワクチンの接種後に歩行障害や計算障害などを発症した女子中学生に補償する方針を打ち出していた。同月七日の区議会予算特別委員会の場で、つまり行政当局が自らの責任を認めたばかりだったのである。

生活者ネットワークの曽根文子（ふみこ）議員が、女子中学生に表れた複合性局所疼痛症候群や左上腕の浮腫、アロディニア（異痛症）は「サーバリックスによる薬物反応」だとする区内有力病院の診断書を読み上げた。診断書のコピーはあらかじめ担当部局に手渡されており、曽根議員は説明員に「読んでいただけますか」と促したのだが、健康推進課長の答弁は、「今は持ち合わせていない」。

――どうしてこのようなことが起こっているんでしょうか。このままでいいと思っていらっしゃいますか。

厚労省のＨＰには、この病院からのより詳細な副反応報告内容が掲載されていた。それをも提示して畳みかけていく曽根議員に、まず杉並保健所長が、国への副反応報告を行う際の「注意点」とされている解釈を述べた。

「そのなかでは、〈『重篤』とは、死亡、障害、それらに繋がるおそれのあるもの、入院相当以上のものが報告対象とされているが、必ずしも重篤でないものも『重篤』として報告されるケースがある〉とされております。さまざまなことを勘案しますと、すべての例が補償もしくは障害を残して補償対象になるというようにはわれわれも受け止めておりません」

これでは補償がなされない理屈になりかねない。そこに「若干補足を」と、保健福祉部管理課長が立ち上がった。

ＨＰＶワクチンを定期接種化した改正予防接種法は、この時点ではまだ施行されていない。制度上はあくまで予算事業としての任意接種だったので、として彼は、

「予防接種ではなく、医薬品としての救済という形になっておりまして、これが非常にわかりにくい部分になりますが、補償の差が、法定接種の場合と今の任意接種の場合で差が生じているというのが実態でございます。

一方で、こういった基金事業として国も推奨すべしという方針のもと、区のほうとして

も推奨してきたものでございますので、（曽根）委員ご指摘のとおり、補償されないという ところには、区としても違和感を非常に覚えるところでございますので、法定化された場合に、四月以降法定化されることになるわけでございますが、そことの差の部分につきましては、区としても独自の制度を設ける方向で、ある意味、補償のすき間が生じないような形の検討を行っていきたいと思います」

なんとも回りくどいが、答弁の趣旨は伝わるはずだ。ちなみにこの時点で全国の医療機関から厚労省に届いていたＨＰＶワクチンの副反応報告は累計九百五十六件。うち八十五件が「重篤」だとされていたが、独立行政法人医薬品医療機器総合機構（ＰＭＤＡ＝Pharmaceuticals and Medical Devices Agency）による国の救済制度の適用を認定されたケースは十件だけだった。

きわめてハードルの高い仕組みなのである。また適用されたとしても、被害者側に支払われる金額は医療費（自己負担分）や障害年金、死亡した場合の葬祭料および一時金程度でしかない。杉並区独自の救済措置も国のそれに準じているようだが、いずれにせよ重篤な副反応の代償になど到底なり得ない実態は、誰もが承知しておく必要がある。

なお曽根議員はこの日の予算特別委員会で、前年（二〇一二年）六月の区議会における答弁にも言及していた。当時の杉並保健所長がやはり彼女の質問に、

「（ＨＰＶワクチンについての）重篤な副反応の事例については、指定の医療機関からは報告を受けておりません」

と返した経緯があったのである。指定云々とは当該ワクチンの接種を実施している医療機関のことだ。女子中学生の副反応を厚労省に報告していた病院は、まさにその「指定の医療機関」以外の何物でもなかったから、曽根議員は、

「命に関わる情報を区が隠すということは、あってはならない態度だと思います」

「報告を受けていないというのは明らかに、それは嘘だったと言われても仕方がないと思います」

とも強調。はたして杉並保健所長は翌八日の定例会で、過去の答弁の訂正と謝罪に追い込まれることになった。

以上のような杉並区の動きを、しかしマスコミは当初、東京のローカルニュースのように扱い、北海道ではあまり報じられていなかった。これ以前はＨＰＶワクチンに関わるネガティブな情報を報道機関が取り上げる機会そのものが皆無に近かった実態もある。佐藤美也子さんが頼ったネット空間に広がる情報は膨大にすぎ、しかも玉石混交だ。ある程度以上の予備知識が伴わなければ、自分なりの判断など下せるはずもなかった。

逆に言えば、美唄市の保健センターは、当然、知っていたか、知っていなければならない立場にあった。にもかかわらず彼らは、見て見ぬふりで保護者たちに、娘には〈必ず〉ＨＰＶワクチンを受けさせろとする旨の通知を送りつけ、副反応を恐れて相談に訪れた佐藤さんにも、何ひとつ知らせなかったのである。

全国子宮頸がんワクチン被害者連絡会

松藤美香さん（一九六七〜）の話である。杉並区の補償を受けることになった少女の母親だ。

「長女が一回目のHPVワクチン接種を受けたのは、中学一年生だった二〇一一年九月です。夏に保健所から予診票が送られてきて、杉並では区が費用の全額を助成するけれど、九月中に一回目、十月中に二回目、翌年の三月末までに三回目を打たないと、無料にはなりません、とあった。せかされているようで、考える暇もなかったんです。ただ、打てば子宮頸がんを防げるということなら、と。

一回目のときは何ともなかったのですが、二回目のあとで体のあちこちが痛くなり、注射された左の腕が倍ほどに膨れ上がって、のちに診断書を書いてくれることになる病院では、『手首まで右手のそれより一センチも太くなっている』と言われて、そのまま入院しました。接種の翌日の話です。

痛くて痛くて、しかも痛む場所がめまぐるしく全身を移動するのだそうです。ちょっとした刺激にもものすごく敏感なので、寝床にお布団をかけてあげることもできない状態が続きました。本人は、『電流の流れている釘をたくさん刺されているみたい』だと言っていましたね。

ええ、恐ろしくなって三回目の接種はさせていません。ただ、一回目を打った二週間後には日本脳炎の予防接種を受けています。このときも特には何も起こらず、『一週間も空ければ次のサーバリックスも大丈夫』とお医者様に言われたので、安心して二回目を接種させたのですが」

初めはCRPS（Complex Regional Pain Syndrome＝複合性局所疼痛症候群）を疑われ、ある中枢神経用薬を処方された。だが一向に改善しないまま、症状は頭痛や多汗、味覚異常、四肢の運動低下、ジスキネジア（不随意運動の一種）、歩けない、立てない――と、加速度的に広がっていく。

はっきりした診断がつかないまま、行く先々の病院で、小児科や麻酔科、ペインクリニック、心療内科などをたらい回しにされた。長女の痛がる腕を乱暴に摑んだ小児神経科の専門医に、

「こんな病態は考えられないんだよ。予防注射は単なるキッカケだね。学校に行きたくなかったんでしょ。暗示にかかりやすいんじゃないか。心の問題だから、ここへ行ってみて」

という言葉を投げつけられ、小児精神病院の案内を渡されたときのとまどいが、松藤さんには忘れられない。わずか五分間の診察時間内の出来事だったという。

やがて二〇一二年一月、ある医師に中枢神経用薬を減らすよう指示され、実行したら行動障害や計算障害などが次々に表れた。たった今の出来事や自分の名前を忘れる。床に就いても不随意運動で飛び跳ねる。自宅の二階に連れていっただけで、まるで赤ちゃんのように、「怖い。おうちに帰りたい」と泣き叫ぶ人格障害まで。

「いろいろな症状が、いったんは収まってもいつの間にかぶり返し、の一進一退を繰り返しています。一時は薬物からの離脱症状（禁断症状）なのかもしれないと考えましたが」

そう語る母親の長女の状態を、杉並区はきわめて早い段階から把握していた。そのはず、松藤さんは娘を入院させた二回目の接種の翌日には、区と杉並保健所とＧＳＫに電話を入れているのだ。

「その日のうちに保健所の職員が二人、病院まで駆けつけてきました。その後も連絡を寄こしたり、所長さんが自宅までいらしたりして、『杉並には義務教育児童の医療費助成があるから心配ない、交通費も領収証を取っておいてもらえれば支払うし、補償もします』と言ってくれていたんです。真っ当で誠意のある対応だなあと思ったものです。

一年以上の闘病生活を経て、体調に少しずつですが改善もみられたので、娘は二〇一三年の一月、休んでいた学校にやっと戻れることになったんです。これできっともう治るんだと思い込み、じゃあ領収証を精算しようと主人とも話して、二月の初めに保健所まで出かけてみたら、話がまったく違っていました。

『補償は出ないことがわかりました』と言うんですね。それまでは調べもしないで、『出せる』と言ってただけみたい。なんと不誠実な人たちだったのか。

私、カチーンときてしまって。こんなワクチンをどうして杉並区は導入したのだろうと、区議会の議事録を読んでみて、例の杉並保健所長の答弁を見つけたんです。『重篤な副反応の事例の報告は受けていない』という、あれですよ。この方自身がわが家に菓子折りを持ってお見舞いに来ていたのにね」

杉並区は二〇一〇年七月、全国の自治体に先駆けて、中学一年生を対象とするHPVワクチンの全額公費助成を開始している。この年の五月まで区長だった山田宏氏（一九五八〜、衆議院議員などを経て現在は一般社団法人国家経営研究会代表理事）の主導で、「中学入学お祝いワクチン」として大々的に宣伝された事業だった。

保健所長の大ウソ答弁を発見した松藤さんは、当時の質問者だった曽根文子区議に連絡をとった。その後の展開はすでに述べたとおりだ。

松藤さんはこの過程で、長女との闘病記を綴るブログ「みかりんのささやき」を立ち上げている。やはり地方議員の立場でHPVワクチンのテーマに取り組む東京都日野市議会の池田利恵（としえ）議員との交流も深めていた。杉並区による補償がとりあえず約束されてから二週間あまりのちの二〇一三年三月下旬、彼女たちは「全国子宮頸がんワクチン被害者連絡会」を発足させることになる。代表には松藤さん、事務局長には池田議員が、それぞれ就任。美唄市の佐藤美也子さんが北海道支部を立ち上げたのは、それから十一カ月後の二〇一四年二月のことである。

「それはお気の毒ですね」

早い段階からHPVワクチンに危惧を抱いていた人は、けっして少なくなかった。たとえば予防接種の問題に関心のある者なら誰でも参加できる市民団体「ワクチントーク全国」は、すでにＧＳＫ「サーバリックス」の日本国内での販売が開始された翌年の二〇一〇年八月、東京・芝公園福祉会館で開いた全国集会「いま、考える　新しいワクチンの問題点」で、このワクチンをどう考えるべきかと問いかけていた。

「最近は子どもを持つお母さんたちの間で、予防接種と名がつくものは何でも受けさせるのが当然、という雰囲気というか、同調圧力が強く働くようになってきたんです。特に保育園に通っているような小さな子が対象のワクチンの場合だと、受けさせたがらない親は『ネグレクト（育児放棄）だ』とか、『他の子どもたちに対するテロ行為だ』なんて言われてしまうことさえあるのだとか。

こんなところまでアメリカみたいになっているんですね。ＨＰＶワクチンは幼児向けではありませんが、根っこのところは同じだと思います」

日本消費者連盟の共同代表で、ワクチントークの中心メンバーでもある古賀真子さんに、当時の筆者が聞いた話だ。彼女たちは同年十一月、全国集会の内容をベースに『必要ですか？　子宮頸がんワクチン』と題するブックレットを発行してもいる。

前記の東京都杉並区をはじめ、栃木県大田原市や兵庫県明石市など、各地にＨＰＶワクチンの公費助成に踏み切る自治体が増えつつあった二〇一一年二月には、宮城県大崎市の佐藤荘太郎医師（さとう内科循環器科医院院長）が、助成の見直しを求める要望書を市議会に提出した。主に海外の副反応情報を収集・分析した上での見解だった。

接種の二日後に死亡した女子中学生のケースが厚労省の審議会に報告されたのは同年九

月のことである。死因は「致死性不整脈」と推定され、直接の因果関係は認められなかったが、委員の一部から「基礎疾患がある子には、急いで接種させる必要がない」とする意見も出たと小さく報じる新聞が複数あり、社民党の阿部知子衆議院議員（現・民主党）が厚生労働委員会でＨＰＶワクチンの安全性への取り組みについて質していた。

日野市の池田利恵議員も、ほぼ同じ時期にこのワクチンに対する不安を募らせていった一人である。初めて取り上げた二〇一〇年六月の市議会定例会では、接種の推進自体に異議はなく、とはいえこれだけで子宮頸がんが完全に予防できるわけではないのだから、恋愛や性についての教育との連携が不可欠だというスタンスだった。ところが――。

池田市議の述懐である。

「調べていくうちに、いろんなことがわかってきたんです。一度はこのワクチンを広めるのは悪くないと言ったものを軌道修正するのは、相当に大変なこと。だいたい、公の立場にいてワクチンを批判する人って、そんなにいません。ワクチンはよいことだって刷り込まれちゃってるし、私自身もそうでしたから。

でも次の、平成二十二（二〇一〇）年十二月の定例会では『政府政策が与える市政への影響を問う！』、翌年の平成二十三年三月議会で『子宮頸がんワクチン接種に要注意』って、旗幟を鮮明にしたんです。公明党も共産党も、自分が参加している自民党会派まで敵に回しながらね。当時の私は副議長の職にもありましたから、はたして『それでも副議長か』の総スカン状態。だからって躊躇なんかしません。みんなが知らないだけ。正しく調べた人が道を切り拓いていくことが大事だと思っていたので。

それからは、とにかく厚労省の資料を読み漁ったわね。で、平成二十四（二〇一二）年十二月の定例会こそは背水の陣だった。『この間の自分の質問は実に生やさしかったことを心から反省する』とまず言って、調べたことを詳しく報告しながら、子宮頸がんワクチン接種を抜本的に見直せ、とやりました。

ものすごい野次を浴びましたね。傍聴席も満員だったけど、それよりも議員の席で、もう日野市議会始まって以来というほどの。公明党の議員は横を向いてるし、自民党会派からの野次が一番激しくて、『ふざけるんじゃない、このお！』って。立場がないじゃないかということなら、それだけ説得力があったんだと。いえ、そう考えようとしたんです。国の誘導した政策で野次を飛ばす人も責任を問われかねない。日本全国で同様の状態が起こっているはず……。

これ以来、私は国会議員に実態をお伝えしていくことに力を注ぐようになっていきます。もはや市議会で騒いでいる場合じゃなかったから。思えばあの一般質問が今の人生の始まりだったのかもしれない。……こう見えてもね、私、このワクチンの問題をやる前は、いろいろ考えるところもあったのよ」

——市政から都政、そして国政へ、なんて具合の？

「ええ。でも、そんなことを考えている場合じゃないって、そう思いました」

自民党や公明党との関係について、池田市議は多くを語らない。与党議員の立場で国策に歯向かうことがどれほどの不利益を伴うかは容易に想像がつくものの、それでも彼女は二〇一四年二月の市議会議員選挙でいつものように現職の無所属候補として立候補し、四選を果たしている。

日野市民はよく見ていたのだ。二〇一二年十二月定例会の議事録に残る池田市議の発言がすがすがしい。

「私たち地方議員は大勢の人がそれぞれの党に所属し、その指示のもと政策を進めることも多いというのが実情です。国会が本店であるならば、私たちは支店。官庁が本店であるならば、日野市役所はその支店であるとも言え、ある意味、同じ宿命を負っているようにも思えます。しかし、私たち地方議員というのは国民の一部でもある。市民の皆さんの一番身近に暮らし、その息遣いを感じることができる場所に常にいます。国会や官庁などで決められることが、身近な私たちの周りで暮らす人びとにどのような影響を及ぼしているか、及ぼそうとしているのかというものをチェックし訴えていく、それこそ、そここそ市議会議員の果たすべき役割の最も重要なことではないかというふうに思う次第であります」

とすれば当然、活動の場は議会に限られるものであるはずもない。彼女は国会議員だけでなく、他の地方議員や医師、研究者、弁護士らへの働きかけを進めていく。

池田市議が続けた。

「私の事務所を最初に訪ねてきてくれた被害者がみかりん、松藤美香さんだったんです。

宮城の佐藤荘太郎先生にご紹介していただいて。杉並区の『お祝いワクチン』のことも教えてあげました。彼女はもちろん、どこの町でもやってることだと思い込んでいたのね。それからですよ、みかりんが猛烈に調べ出したのは」

――そして杉並区は松藤さんに補償すると答弁せざるを得なくなる。間もなく「全国子宮頸がんワクチン被害者連絡会」がスタートする運びとなりました。

「記者会見をして、私の事務所の電話番号を公表して、とにかく救済の場を作ろうと思ったの。私たちはそれまでも、あちこちに出かけては話をして、歩き回ったけど、どこにも相手にされなかったんです。というのはね、ワクチンというのは必ず、一定の被害者を想定している。だから何人かに副作用が出たからって、『それはお気の毒ですね』で済まされちゃう。

対抗していくには、数を集めなければならないと思いました。それができないと何も動かない。日本の被害者がたくさん集まったら、世界中に発信して、証明されていない効果より被害の実態のほうが大きいとわかってもらえれば。だってワクチンというのは、普通に病気にかかるのと違って、人為的に、国が個人にやらせるものなのだから、それで生涯を閉じさせられたり、障害を残されたりした人に対しては、当然、責任が生じなかったら、おかしいじゃないですか。

そうさせるためには、数を集めるしかないと。だけど連絡会が始まって、マスコミが少しずつ取り上げてくれるようになったばかりの頃は、誰も名前も顔も出してなんかくれなかったのよ。圧倒的多数のお母さんたちは、夜になって家事もみんな終わったあとで、子どもや夫に知られないようにこっそりと、電話をかけてきたんです。外の公衆電話からっていう人も大勢いた。私もいったい何日ぐらい、自宅に帰らないで、事務所で寝泊まりしたことか」

かくて二〇一五年二月末現在、「全国子宮頸がんワクチン被害者連絡会」に寄せられた相談件数は千二百五十を超えた。被害登録者数は約三百四十人。神奈川県、埼玉県、群馬県、熊本県、鹿児島県、北海道、千葉県、愛知県、大阪府、茨城県、福岡県の九県一府一道に支部が結成されている。

不随意運動

杉並区の行政当局がまず自らの責任を——経緯はどうあれ——認め、次に地方政治家の主導で被害者連絡会が立ち上げられた。マスコミがようやく重い腰を上げたのは、この期に及んでからのことである。

こうなると群れを成すのがマスコミの特性だ。二〇一三年五月、HPVワクチンの副反応被害を伝えるテレビ番組を見て、横浜市に住む山田真美子さん（一九六五〜）は愕然とした。現在は連絡会の神奈川支部長を務めている。

「テレビで流されたお嬢さんの不随意運動の映像が、うちの娘とまったく同じようだったんです。病院では長いこと明確な診断がなされないままで、この直前に診てもらった脳神経外科でも『心因性非てんかん発作』(いわゆる偽発作)などと言われてしまったばかりだったのですが、そうか、あのワクチンのせいだったのかって、初めて繋がった。それまでは考えたこともなかったものですから」

山田さんの次女は中学三年生だった二〇一一年八月に「サーバリックス」の最初の接種を受けている。横浜市の広報で、「市の全額助成期間が来年三月で終わるので、九月までに一回目を受けておかないと、無料ではできなくなる」旨が書かれてあり、実際、同級生や同じ剣道部の部員たちも次々に接種していた。テレビでしばしば子宮頸がんの啓発キャンペーンを見た記憶もあったので、特段の心配はしていなかったという。

「娘は『ドライバーぐらいの太さの針を突き刺されたような痛み』があったと言いました。確かに赤く腫れていたのですが、私は筋肉注射が痛いのは仕方ないと思ったんです。お箸(はし)を根元で持ったり、お茶碗を手のひらに載せるようにし始めたのも、手先や指先の違和感がそうさせていたのでしょうに、『そんなんじゃ落としちゃうでしょ』と叱りつけて、食事のたびに険悪な雰囲気になっていた。

手足の痺れや頭痛、関節痛などを訴えられても、私はサポーターを巻かせただけ。剣道のやりすぎだとばかり考えていたから。ワクチンとの関係以前に、娘の異変そのものにも気づいてあげられなかったんです。ですから翌月の九月には二回目、年が明けた二〇一二年二月には三回目の接種を受けさせることになってしまいます」

山田さんは武道を愛する女性だ。二人の娘が小学生の頃は、一緒に空手をやった。次女は中学校で剣道に転向し、二年目には関東大会に出場して、準優勝した選手から一本を取るまでに成長。大きな体を生かせばもっと強くなれると、三年生では基本的な中段の構えを改め、上段の構えでの稽古を重ねていたのである。

「そのせいで肩が凝るんじゃないかとか、高校では三段を取るのが目標で、部活のほかに通っていた道場の代表として大会に出ることになったから追いつめられているのかなとか、そんなふうに思っていました。

いくら練習しても上達しなくなる。竹刀（しない）をちゃんと握れない。足元をふらつかせたり、ロボットみたいにギクシャクした動きしかできなくなって、おかしいなと感じながら、なのに余計に厳しく接してしまったことを、今はただ悔やんでいます」

運動能力ばかりではない。授業中に突然、意識が飛ぶ。テストの問題の意味が理解できない、などという期間もあった。一時は危ぶまれた高校受験はどうにかパスできたものの、進学して半年ほどが過ぎた二〇一二年秋、明らかな異常が表れた。

「娘が眠っているときに、体を大きく、ピクッ、ピクッと震わせていたんです。まるで陸に上がった魚みたいに。体が勝手に動いて気持ちが悪いと言う。これが初めての不随意運動で、数日後には電車に乗っているとき突然始まって、三時間以上も症状が続きました。病院でＭＲＩやＣＴを撮っても異常が見つかりません。夫の父、娘にとっては祖父が難病のシャイ・ドレーガー症候群（自律神経症状を主要症状とする脊髄小脳変性症の一病型）で亡くなっているので、その遺伝かと怯えたり。

いくつもの病院を転々として、処方された向精神薬を飲んでも症状は悪くなる一方です。頭痛や眼球痛がひどく、不随意運動が一日中続いて、杖をついても歩けないときもあり、登校できない日が増えていきました。テレビを見てハッとさせられたのは、そんなときだったんです」

山田さんはさっそく、「全国子宮頸がんワクチン被害者連絡会」に連絡をとった。テレビ放映の翌月には、東京・小平市の独立行政法人国立精神・神経医療研究センター病院での集団受診に次女を連れていき、「ワクチンの影響が考えられます」との診断を初めて受けた。参加した少女は九人。彼女たちの症状はどれもほぼ同様だったという。

診察に当たったのは佐々木征行・小児神経診療部部長である。被害者連絡会の活動に理解を示し、深く協力した臨床医の第一号だった。

佐々木医師に会って話を聞いた。

「どうして私が指名されたのかはよくわからないのですが、日野市の池田利恵議員から電話をいただき、『先生しか診る人がいないから』という感じで。ＨＰＶワクチンの問題は、私も話には聞いていたのですが、テレビの報道を見てもさっぱりわからんし、実際に診察してみないとどうしようもないので、とりあえず診せてもらうことにしたんです」

――診察されてみて、いかがでしたか。

「それはご本人たちだけを診る限り、よく言われているような、心因的なものに似ていますよね」

――身体表現性障害などと呼ばれているような、ですか。痛みや痺れなどの自覚的な身体症状があるのに、これを説明できる具体的な疾患が認められない障害。

「そう。でも、そういう人たちだって、話を聞けば、何らかのキッカケがあることが多い。歯を抜いて痛かったとか、高熱が出たとか。HPVワクチンはその性格上、普通のワクチンよりもずっと強い反応が出るようになっているので痛みも強烈です。失神が多いというのは製薬会社も認めています。ですから仮に心因性だということであるのだとしても、彼女たちの症状とワクチンを切り離すことはできないと、私は思います」

――認知症のような症状が表れる子もいます。

「そうですね。ただ、そこらへんになると、よくわからない。脳が萎縮しているという客観的な資料は出てこないし、といって身体表現性障害では説明しきれない。もともと痛みの構造自体がよくわかっていないのでね。免疫とも相当の関係があるみたいですし。あれからこれまでに四十人ぐらいの患者さんを診てきました（筆者注・二〇一四年十月の取材時点までに）が、いずれにしても私としては、今さら誘因を体外に排除することは不可能である以上、HPVワクチンの是非の問題とは別に、ご本人たちには慢性疼痛や自律神経症状などに対する治療を進めていくしかないと考えています」

好むと好まざるとにかかわらない、これもまた真実の言葉ではある。山田真美子さんの次女の場合、集団受診の後にてんかん科でスペクト（SPECT＝Single Photon Emission CT＝単一光子放射型コンピュータ断層撮影）検査や脊髄穿刺などを受け、高次脳機能障害と診断された。脳症や脳炎の疑いもあるとして、ステロイドパルス療法（三日間連続でステロイド薬を大量に投与する。膠原病などに有効とされている）と、超高濃度ビタミン補充療法を重ねている。

それによって脱力症状はかなり減ったが、痛みや不随意運動はなお続いているという。

失神の症例

ＨＰＶワクチン接種後の重い症状に悩まされている少女は、あまりにも多い。筆者も大勢の子や母親たちに会った。まだ被害者連絡会も発足していなかった頃、独自の努力で他の被害者母子を探し、連絡をとりながら、「でも、東京のあそこの病院に行ってみたら、なんて教わっても、うちの娘は症状がひどすぎて、飛行機にも列車にも乗せることができないんです」と嘆いていた母親の後ろ姿が忘れられない。

接種や治療に関わった医師たちが厚労省に送った記録も紹介しておこう。二〇一二年五月の——すなわちＨＰＶワクチンの定期接種化が盛り込まれた改正予防接種法案が国会で可決・成立することになる十カ月前——に開かれた薬事・食品衛生審議会「医薬品等安全対策部会安全対策調査会」および「インフルエンザ予防接種後副反応検討会」および「子宮頸がん等ワクチン予防接種後副反応検討会」の合同会議で配布された資料には、すでに「サーバリックス接種後30分以降に失神が発生した症例」として、次のような報告が列挙されていた。やや長めの引用になるが容赦されたい。

10歳代・女性／既往歴（症歴）：無
２０１１／07／21　サーバリックスを初回接種／ロット番号ＡＨＰＶＡ１２９ＤＡ／接種部位：左上腕三角筋
２０１１／07／22　腫脹と筋肉痛と37・2度の微熱があったが、クラブ活動（バレーボール）をした。
２０１１／07／23　イタリア旅行のために飛行機に乗った。離陸直後に強直間代性運動を伴う失神を発現。飛行機の中で急にウーと声をあげて、シートベルトをしていたが反り返った。前に行って本人を見たら意識がなかった。下肢は伸展して上肢は屈曲していた。見てから1分くらいで、下におろした時には硬くはなかった。顔色不良があり、泡を吹いた。刺激をして、顔色が改善した。30分間くらい寝た感じがあった。もう1回刺激したら、返事があった。目はつぶっていた。そのまま様子を見た。寝た感じがあった。寝返りをしていたので、席に戻した。気持ちが悪くて嘔吐した。その後、そのまま寝た。全部で2時間半くらい眠って、自然に目が覚めた。その後は何も問題はない。他に気になることはなかった。そのまま、イタリアに着いた後では、問題がないため、そのまま旅行を続けて、帰宅した。なお、患者本人は覚えていない。気持ち悪くて嘔吐したことは覚えている。その後、頭痛はなかった。（中略）
２０１１／08／04　受診時には何も外見的には異常を指摘できなかった。一般採血では肝機能障害（ＡＳＴ47、ＡＬＴ43）がみられた。
２０１１／08／19　脳波検査を施行し、てんかん性異常（右有意の棘波）が睡眠時に著明に認められた。
２０１１／09／08　ＭＲＩ施行。ＭＲＩでは脳に異常を認めなかった。採血検査では肝機能は正常化した。
脳波異常の経歴があるようであったが、発症時に脳波異常があったかは不明。既往歴として、痙攣はない。家族歴（小学3年生の弟、両親、親戚）でも痙攣の既往はない。（傍点引用者）

「棘波」とは突発性脳波異常の基本的な形のひとつだ。基礎波と呼ばれる通常の脳波の間に現れる、棘のように尖った脳波で、20～70ミリセカンド（ミリ秒）程度持続するものをいう。神経細胞が過剰な同期性放電を起こした場合に見られるため、てんかん発作の診断に重要な目安となる。

10歳代・女性／既往歴：無
２０１１／08／18　11：25　当医院にてサーバリックス接種。／ＬＯＴ番号ＡＨＰＶＡ１４３ＣＡ／接種部位：上腕三角筋（左腕）／接種回数：１回目／臨床所見では異常なし。

２０１１／08／21　11：30頃　起床し朝昼兼用の食事を摂取。その後テーブルでパソコンを使用していた。その間母親はシャワーをし（約１分位）気がつくとイスごとひっくりかえり倒れていた。口唇をかみしめ目は閉じ、呼んでも返事が無かった。顔面蒼白で呼吸が止まっていた。蘇生をするため口をあけ指をいれたが、強い力で噛みついた状態で５分ほど指を抜くことができなかった。その後口の力が緩み、母親が動くことが出来るようになり救急車を呼んだ。呼吸浅く、チアノーゼ出現。母親の救急看護で５—10分で意識やや回復。口を強く噛みしめていたが、手足をけいれんさせるようなことはなかった。救急車には自分で歩いて乗った。後で尋ねたが、その時のことは覚えていないよう。他院に搬送され入院。

２０１１／08／21—２０１１／８／25　検査の為入院。神経内科にて頭部ＣＴ、ＭＲＩ、脳波（３日）検査するが異常なし。（中略）

２０１１／09／18　６：30　朝食前の授業に参加していた。イスに座って授業を受けていたが意識消失発作が発現。周りの人の話によると、右に何かをとろうとするような姿勢で倒れた。痙攣のような発作ではなかった。呼吸はしていた様子であるが、意識は無かった。そのまま床に寝かせておいたら、５—10分で意識がもどった。手を添えて立ちあがらせて歩かせ、教室のそとの椅子に座らせて頭を冷やした。５—10分後には自分で歩いて教室に戻り授業を受けた。

倒れてから頭を冷やすまでのことは、本人の記憶や意識には全くなく、頭を冷やしている時に意識がちゃんとしてきた。
2011/09/18 7:30頃　塾から連絡があり迎えに行き電車で保護者と帰宅。電車の中では爆睡していた。
2011/09/20　他院受診。頭部打撲の為脳外科で診察を受け、CT検査を受けたが脳内出血等ないと診断。
右目周囲、右前頭、側頭部、耳介、右頭部に打撲による内出血を認め、右肩にも出血斑があるとのこと。現在は眠気があるのと、脈拍が遅い。
日付不明　他院脳外科にて脳波測定実施。スパイク（引用者注：棘波）が発見されたため、てんかんの可能性が高いとの判断で抗てんかん薬が処方される。この患者については、2回目以降のサーバリックス接種は無く、再来院もないため、この症例のこれ以上の追跡調査は困難と判断。

10歳代・女性／既往歴：アトピー性皮膚炎
2011/09/07 15:00　サーバリックスを接種。／ロット番号AHPVA146AA／接種回数：1回目（中略）
2011/09/13 16:00　放課後、学校の校庭で運動会の練習中、リレーの練習で100m走りバトンを次走者に渡したところで突然倒れこみ、そのまま起き上がらな

くなった。周囲に人がいたため、直ちに（5分以内に）、ＣＰＲ（引用者注：心肺蘇生法）開始され、ＡＥＤ装着された。（中略）

２０１１／09／13 16：17 救急隊現地到着時には心肺停止状態で、現場の教員の話では、ＣＰＲ施行後1回除細動が行われており、救急隊到着時はＡＥＤの２回目の解析中であった。２回目の解析結果は電気ショック適応外のためＣＰＲ再開した。（中略）

２０１１／09／13 16：35 病院到着後のモニター装着時にもＰＥＡ（無脈性電気活動。心停止の一種）であり、ＣＰＲ継続しつつ気管内挿管し人工呼吸器装着。点滴ルート確保後に、アドレナリン1Ａ静注×２と硫酸アトロピン1Ａ静注を施行。（中略）

２０１１／09／13 16：44 正常洞調律（ＨＲ１４０―１６０台）、脈拍触知良好。自発呼吸軽度あり、人工呼吸器からアンビューバッグによる補助換気に変更。その後、ＤＤＡ、メイロン、マニトールの点滴を使用。ＨＲ１２０―１６０台、ＢＰ１１０―１２０台／60―80台でバイタルは安定したが、意識レベルの回復なし。病院到着時から瞳孔散大、対光反射なしは変わらず。

２０１１／09／13 17：37 他院集中治療科へ救急車にて搬送（小児科医２名同乗）

２０１１／09／13 18：30 高速インターにて、転院先ドクターカーとドッキング患者引継。

２０１１／09／13―２０１１／09〔ママ〕／13〔ママ〕（副作用に対する治療）心臓マッサージ、Ａ

ＥＤ、ＤＣショック、気管内挿管＋バギング換気。エピネフリン静注、アトロピン（ＩＶ）、マニトール、メイロン、ＤＯＡ（ｄｉｖ）使用し蘇生処置後、同日、他院転出。（中略）

１２０１１／09／16 19：00現在　人工呼吸器で管理中。強心剤、鎮痛剤（麻酔）投与中にて意識なし。

全身状態としては重症。

人工呼吸器を付ける前は意識混濁の状態であった。

２０１１／09／21 19：00時点　人工呼吸器はずし、自発呼吸。意識は未回復。脳障害可能性大との事。

蘇生後の治療を行い会話可能。介助歩行可能なレベルまで改善した。更なるリハビリを目的に当院を退院し、リハビリ病院入院となった。現在みられる症状は低酸素性脳症によるもの。


これらは厚労省が公表していた副反応報告の一部にすぎない。主観を排したデータ等の羅列であるだけに、かえって少女や親たちの苦悶や嘆き、絶望の声が聞こえてくるようだ。どれもこれもＨＰＶワクチンのせいだ、と軽々に決めつけるわけにはいかないのは当然だけれど、こうした報告を、厚労省がワクチンの定期接種を始める一年近くも前から承知していたことだけは確かである。

第三章

マーケティング

販売促進活動

二〇一四年七月十七日のことである。医師や薬剤師、薬害被害者、弁護士らで構成されるＮＧＯ「薬害オンブズパースン会議」（鈴木利廣代表）と「全国子宮頸がん被害者連絡会」が、子宮頸がん検診の確立とＨＰＶワクチンの接種率向上・キャッチアップ世代へのワクチン接種推進を目標に掲げる「子宮頸がん征圧をめざす専門家会議」（議長＝野田起一郎・近畿大学名誉学長、以下「専門家会議」）に、「ワクチンメーカーとの経済的関係に関する公開再質問書」を送付した。「再」とあるのは他でもない。「専門家会議」への公開質問書は、これが二度目だったからだ。

薬害オンブズパースン会議は同じ日の午前中に、厚生労働記者会で共同記者会見を行っている。事務局長で弁護士の水口真寿美氏が口火を切った。

「公開質問書の回答期限が過ぎてもお返事がないので、改めて回答を求めます。また今回は、この間に判明した事実に基づき、新たな質問事項も追加させていただきました」

若干の説明が必要だろう。日本製薬工業協会が策定した「企業活動と医療機関等の関係の透明性ガイドライン」による情報開示で、「専門家会議」は二〇一三年度に「サーバリックス」の製造販売をしているグラクソ・スミスクライン（ＧＳＫ）から千五百万円、「ガーダシル」のＭＳＤから二千万円の寄付を受けていたことが明らかになっていた。「専門家会議」は後述のように啓発活動のための機関で、研究活動を行う団体ではない。したがって寄付金の目的は研究振興ではあり得ず、「製薬会社の資金によってＨＰＶワクチンの販売促進活動を行っているに等しいのではないか」という疑念を抱いた薬害オンブズパースン会議が、最初の質問書を六月十八日に送付・公開した。文書による回答を七月十日までにと区切ったが、ずっと黙殺されていた。

子宮頸がんを予防するとされるHPVワクチンの定期接種化をめぐっては、その正当性が疑われる問題がいくつも指摘されてきた。法制化に当たって有効性と安全性を保証した厚生科学審議会「予防接種・ワクチン分科会副反応検討部会」と薬事・食品衛生審議会「医薬品等安全対策部会安全対策調査会」の合同会議でさえ、二〇一四年一月の会合で、全委員十五人のうち九人が、GSKないしMSDの両メーカーのいずれか、あるいは両者から金銭を受領していた事実を確認せざるを得なかった（自己申告による）。

こんな具合だった。特記のないものは講演料または原稿執筆料の名目になっている。

厚生科学審議会「予防接種・ワクチン分科会副反応検討部会」

・稲松孝思（東京都健康長寿医療センター顧問）　MSDより五十万円以下の受取

・岡田賢司（福岡歯科大学全身管理部門総合医学講座小児科学分野教授、日本感染症学会予防接種関連委員会担当役員）　GSKより五十万円以下の受取、MSDより五十万円以上五百万円以下の受取

・岡部信彦（川崎市健康安全研究所所長、前国立感染症研究所感染症情報センター長）　GSKおよびMSDよりそれぞれ五十万円以下の受取

・熊田聡子（都立神経病院神経小児科医長）　GSKより五十万円以下の受取
・薗部友良（日本赤十字社医療センター小児科顧問、「VPDを知って、子どもを守ろうの会」代表）　MSDより五十万円以上五百万円以下の受取
・多屋馨子（国立感染症研究所感染症疫学センター第三室長、日本感染症学会感染症情報委員会担当役員）　GSK及びMSDよりそれぞれ五十万円以下の受取

薬事・食品衛生審議会「医薬品等安全対策部会安全対策調査会」
・五十嵐隆（独立行政法人国立成育医療研究センター理事長・総長、日本小児科学会会長）　GSKおよびMSDより奨学寄付金としてそれぞれ五十万円以上五百万円以下の受取
・柿崎暁（群馬大学医学部附属病院肝疾患センター副センター長）　MSDより五十万円以下の受取
・望月眞弓（慶應義塾大学薬学部教授）　MSDより五十万円以下の受取

合同会議の内規により、このうち岡田、薗部、五十嵐の三氏は、議決に参加できなくなった。ただし委員職を解かれることはなく、会議では誰もが意見を述べて、現在に至っている。ちなみにHPVワクチンの接種後に少女たちが訴えている諸症状を「心身の反応」が慢性化したものと結論づけている厚労省の立場は、委員らの金銭授受を確認したのと同

じ日の会合で導かれていた。

利益相反関係

さて、二度にわたって公開質問書を宛てられた「子宮頸がん征圧をめざす専門家会議」は、合同会議のような公の機関ではない。HPによれば、設立は二〇〇八年十一月。当初の趣旨は〈より精度の高く費用対効果にすぐれた子宮頸がん検診（細胞診＋HPV検査）を確立し、子宮頸がん検診の受診率五〇％以上をめざすとともに、HPVワクチンの早期承認と公費負担の実現を図ることで、子宮頸がんの予防、征圧をめざす〉とされていたが、定期接種化が果たされて以降は本章の冒頭に紹介したような、次のステップを狙う目標に改められた経緯がある。

顧問に垣添忠生（公益財団法人日本対がん協会会長、国立がん研究センター元総長）、髙久史麿（日本医学会会長、自治医科大学名誉学長）の両氏がいる。実行委員と称される有力メンバーにも、医学の世界では大変な影響力を持つ大物たちが名を連ねていた（◎は実行委員長）。

今村定臣（日本医師会常任理事、日本産婦人科医会副会長、恵仁会今村病院院長）
宇田川康博（獨協医科大学医学部特任教授）
嘉村敏治（日本婦人科腫瘍学会理事長、久留米大学名誉教授）

小西郁生（京都大学婦人科学産科学教授、日本産科婦人科学会理事長）
◎今野良（自治医科大学附属さいたま医療センター産婦人科教授）
鈴木光明（自治医科大学産科婦人科講座主任教授、日本産婦人科医会常務理事）
野々山恵章（しげあき）（防衛医科大学校小児科学講座教授）
吉川裕之（筑波大学医学医療系長、医学医療系産科婦人科学教授）

薬害オンブズパースン会議が「専門家会議」に対する最初の公開質問書で求めたのは、以下の事項だった。①設立以降現在までにＭＳＤおよびＧＳＫから受領した寄付金の年度ごとの金額。②同様に受領した寄付金以外の金額（名目は問わない）。③設立以降現在までの各年度の受入寄付金総額においてＭＳＤおよびＧＳＫからの寄付金が占める割合。④すべての実行委員と、以下の三委員に支払った金銭の費目と金額。宮城悦子（横浜市立大学医学部がん総合医科学教授）、上坊敏子（独立行政法人地域医療機能推進機構相模野病院婦人科腫瘍センター長）、シャロン・ハンリー（北海道大学医学研究科総合女性医療システム学分野特任助教）——。

「専門家会議」の委員は全部で三十四人いる。厚労省の合同会議委員でＧＳＫとＭＳＤから直接の寄付金を受け取っていた五十嵐隆氏も参加しているが、人数が多いので、活動ぶりが目立った委員のみが名指しされた。なお前記の日本製薬工業協会「企業活動と医療機関等の関係の透明性ガイドライン」は、策定された二〇一一年度以前を対象にしていない上、GSKとMSDは一二年度分も公表しなかった。①と②はそれゆえの質問だった。

再質問書ではこれらに、新たな二つの質問項目が加えられた。まず「ワクチンメーカーとの人的関係について」。薬害オンブズパースン会議は独自に、GSKのHPVワクチン「サーバリックス」が厚労省の承認審査の渦中にあった二〇〇八年七月当時、まさにそのGSKでマーケティング部長の地位にあったH・Yという人物（原文は実名）が、間もなく設立された「専門家会議」の「ACTプロジェクト」要員としての肩書でも講演や海外情勢の報告など多彩な活動を展開していた実態を証明する資料を入手しており、細部にわたる確認を求めている。

次に、「ワクチンメーカーとの関係の適切さについて」である。経済的・人的のいずれの関係も適切といえるかどうか、専門家会議としての見解を求めた。

「専門家会議」は再質問書が送付された当日の午後十時頃、「私たちの活動について」と題するコメントをHP上に公開した。それによれば、

委員は個人の意志でこの征圧会議に参加しており、それぞれが所属する団体・学会等において、適切な利益相反の管理を行っていると理解しており、征圧会議はそれを管理する立場にはございません。（中略）活動の趣旨に賛同いただいた団体、企業、個人から寄付をいただいております。特定製薬企業の社員が当会議に属したことはなく、また、当会議は各企業の事業活動とは独立した活動を行ってきております。（中略）

また、私たちは、年間3500人もの女性の命が子宮頸がんによって奪われている現状に大変心を痛めており、一人でも多くの命を救いたいとの使命感をもって、活動に取り組んでいるものです。救える命を救いたいという、私たちの真意をご理解ください。

などとある。これに対して薬害オンブズパースン会議・全国子宮頸がんワクチン被害者連絡会は、「専門家会議」が〈実質上回答を拒否〉したと受け止め、〈全くの詭弁〉だとする声明を発表。〈専門家会議のステートメントは、利益相反関係の開示がなぜ求められるのかについての基本的理解を欠くか、あるいはこれを意図的に無視したもの〉であり、日本医学会や日本医師会をはじめ、産婦人科を中心に著名な学会の要職にある医師らが役員に名を連ねている団体であるのに、〈誠に嘆かわしいと言わざるをえない〉。〈専門家会議は、HPVワクチンの推進運動の総本山ともいうべき活動をし、立法、行政、及び世論形成に多大な影響を与えてきた〉のであるから、深刻な副作用に苦しんでいる少女たちに対して、〈利益相反関係を説明するべき責務がある。専門家会議は社会的責任を自覚して真摯に回答をするべきである〉と、激しく批判した。

誰にとってのメリットだったのか

二カ月後の二〇一四年九月、「専門家会議」は一定の軌道修正を余儀なくされる。薬害

オンブズパースン会議が同会議からファクスで受領した、H・Y氏に関する追加回答を要約すると——、

①現在、GSKまたはGSKと資本関係にある会社には在籍していない。
②GSK在籍時は、呼吸器マーケティング部長およびワクチンマーケティング部長。在職期間は二〇〇二年九月〜〇九年四月。「サーバリックス」の販売開始（〇九年十二月）の前に退社している。
③「専門家会議」では二〇一一年一月からACT事業（健康保険組合等における子宮頸がん検診のHPV併用推進等）を委託。
④給与なし。上記事業の活動委託費および交通費実費。

となっている。ただしACT事業については、「専門家会議」のアニュアルレポート（年次報告）では〈企業・学校に勤務・在籍する若年女性（主に10代後半〜30代）を対象に、企業・学校等とのタイアップのもと、子宮頸がん予防に対する顕在・潜在的なバリアを取り除き、検診・ワクチン接種推進活動を推進する〉プロジェクトだと解説されていた。H・Y氏には企業における検診推進だけを委託したのだと言いたいのかもしれないが、それなら健康保険組合「等」とか推進「等」などという表現は不要であり、不明朗な印象を否めない。薬害オンブズパースン会議は数日後に補充質問を送り、より具体的な事実関係

を質したが、返答はなかった。

最も尊重されなければならないのは、現実にワクチン接種後に変調を余儀なくされた少女たちである。記者会見では今なお体調不良に苦しみ、将来への不安に苛まれ続けている母娘も発言した。

「うちの娘は記憶できないとか、時計が読めないとか、副反応の影響が、そういうほうに強く表れています。手足の不随意運動もありますが、どの医療機関でも何もわからない。厚労省が指定した病院にも行きましたが、お医者様はとにかくワクチンのせいじゃない、もともと鬱病の傾向があるんだなんて決めつけた誘導尋問ばかりです。あんなものは問診でも何でもありません。ですから通うのをやめました。もうこれ以上は娘を傷つけたくない。行かないことで身を守るしかないんです。

それでも厚労省は、『症状は適切な治療で改善されている』と言いつのっているのですね。私たちのような被害者をフォローできてもいないのに。輝かしい未来を一本のワクチンでダメにされた無念を、どうかわかってほしい。

自治体からのお知らせには、ワクチンの有効期間も書かれていませんでした。副反応なんてカケラほども。国からお金が出て無料だから受けなさいと言うだけです。でも、あれだけのスピード承認です。予防接種のメリットが、従来よりもすごく大きいワクチンなのだろうと思い込み、打たせてしまったんです」

怒りを露にしたのは母親だ。当の少女はかぼそい声で、

「私たちは、いつ親の顔もわからくなってしまうのかと怯えています。人と話をしていても、手足が振れちゃうかもとか、突然ねじ曲がっちゃうんじゃないかとか、いつどうなるかもわからないのが恐怖なんです。みなさん、どうか私たちを支持してください。もうこれ以上、ワクチンを打とうなんて動きをしないでください」

問題は、誰にとってのメリットだったのか、ということなのだ。記者会見ではこの前年（二〇一三年）の十二月に発覚したものの、なぜかウヤムヤにされたままのスキャンダルも再確認された。厚労省の合同会議に資料として提出され、HPVワクチンが定期接種化される根拠のひとつにもなった論文が、GSKで医薬品の費用対効果を評価するセクションの課長だった男性によって執筆され、ただしその身分は伏せられて、非常勤でしかなかった東京女子医科大学講師の肩書で発表されていた事実だ（第六章に詳細）。

薬害オンブズパースン会議と全国子宮頸がんワクチン被害者連絡会による記者会見は、きわめて重大な意味を湛えていた。集まった記者たちは終了後も出席者たちを取り囲み、熱心に取材していたが、その後の報道は伸びなかった。一連の公開質問書の内容どころか、「専門家会議」に対する彼らのアプローチ自体に触れたくないかのような姿勢さえ、大手マスコミの一部には見え隠れした。業を煮やした薬害オンブズパースン会議は、やがて二〇一五年二月、医薬品情報の適正な提供・伝達等の自主ルールを定めている日本製薬工業協会に、「子宮頸がん征圧をめざす専門家会議」およびGSKとMSDを「医療用医薬品プロモーションコード違反規程」に従って改善措置をとるよう求める苦情申し立てを行うことになる。

アニュアルレポート

「子宮頸がん征圧をめざす専門家会議」は、ではいったい、具体的に、どんなことをしてきたのだろうか？　ここでは公開された資料から、特筆すべき内容を記しておく。

彼らのアニュアルレポートによれば、本格的な活動を開始したのは二〇〇九年からだったという。二月四日の世界対がんデーに公開シンポジウム「子宮頸がん征圧をめざして」を国際対がん連合（ＵＩＣＣ）と共催し、実行委員長の今野良、実行委員の吉川裕之、委員のシャロン・ハンリー、同じく平井康夫・東京女子医科大学病院産婦人科教授の各氏が講演を行ったのを皮切りに、

同月　自民党と公明党による「ワクチン予防議員連盟」の勉強会で講演／四月「子宮頸がんを考える市民の会」「ティール＆ホワイトリボンプロジェクト」「日本対がん協会」とともに共同記者会見。「市民の会」が二〇〇六年に提唱した「子宮の日」（四月九日）に向けてメッセージを発表／七月　四月と同じ四団体で舛添要一・厚生労働相に検診とワクチンに関する要望書提出／八月　記者懇談会／十一月　一般女性向け携帯サイト配信開始／同月　自治体、保健医療従事者のためのプロフェッショナル・ワークショップ開催／十二月　議員、行政担当者向け「子宮頸がんを知る」ＤＶＤ作成

――などと続いた猛烈なスタートダッシュ。翌二〇一〇年度は、

二月　モナコで開催された世界最大の子宮頸がん学会「ＥＵＲＯＧＩＮ」と子宮頸がん啓発を推進する国際会議「ＷＡＣＣ」のフォーラムに十二人を派遣。（引用者注：患者会や啓発団体の幹部、自治体の課長、大手紙記者、フリーライター、企画会社部長といった顔ぶれで、「専門家会議」の実行委員らは個人参加の扱いとされている）／三月　緊急ワークショップでメディア関係者や自治体の担当者らに同フォーラムの報告／五月　議員、行政担当者向けＤＶＤの配布／同月　ＨＰＶワクチン接種を推進する十二団体の共同で、公費助成について小沢一郎・民主党幹事長に申し入れ／七月　推進二十三団体で長妻昭厚生労働相に公費助成を求める要望書を提出／八月　長妻昭厚労相による公費助成についての報告会＆記者会見／同月　企業や学校とタイアップした「子宮頸がん征圧連携ＡＣＴキャンペーン」／九月　国会議員向けセミナーの開催／十二月　第一回「子宮頸がん予防のための女性ジャーナリスト会議」開催／同月　小中学校保護者向け「子宮頸がん予防」冊子を作成

二〇一一年度は、

二月　英・豪の専門家を招いたインターナショナルセミナー「子宮頸がん予防の新展開検診とワクチンの最新情報〜子宮頸がん予防　次に日本ですべきことは何か？」開催／同月　養護教諭の全国大会で今野実行委員長が講演／五月　前年に引き続き、リスボンでの「ＥＵＲＯＧＩＮ」＆「ＷＡＣＣ」のフォーラムに参加／八・九月　朝日、読売、日経、北海道、中日、西日本、中国、河北、静岡、四国の各紙に全面広告を出稿／十月　臨床細胞学会でアドボカシー（政策提言）を中心とした活動内容を発表／十一月　子宮頸がん予防で成果を挙げる活動を行った団体や個人に対する奨励賞を創設／十二月　「子宮頸がん予防法案を理解する」緊急議員セミナー開催――

二〇一二年度にも前年とほぼ同様の取り組みが繰り返された。ここに列挙しきれないイベントも含めて検証すると、アピールの射程を専門家や政治家、メディア関係者、あるいは母親、少女たち自身に直接、などと精緻にセグメント化したターゲティング戦略の存在が浮き彫りになってくる。アニュアルレポートの「総括」欄は、二〇一〇年度から一二年度まで、毎年、〈当会の認知が高まり、メディアからの取材や問い合わせが増えた。社会を動かす大きな力になってきている〉と結ばれ続けていた。

二〇一三年度以降の活動は割愛する。この間にはＨＰＶワクチンの副反応問題が一気に表面化し、従来のような派手な展開は影を潜めた。水面下で関係各方面への働きかけが重ねられているようだ。

「専門家会議」の活動は華々しかった。並行してワクチンメーカー自身のプロモーション戦略も本格化した。GSKは二〇〇九年十月に日本政府からHPVワクチン「サーバリックス」の承認を受け、同年十二月に国内での販売を開始。サンリオの人気キャラクター「ハローキティ」を起用した子宮頸がん啓発キャンペーン「Mirai Happy Project」をスタートさせた二〇一〇年八月、そして厚生労働省が「子宮頸がん予防対策強化事業」の予算約百五十億円を財務省に概算要求した。重点政策にのみ認められる特別枠を活用し、HPVワクチンとがん検診を併せて進めるとしたものである。前出「専門家会議」アニュアルレポートにあった、ワクチン接種への公費助成を求めていた二十三団体に向けた長妻昭厚労相（当時）の報告会と、これを受けた記者会見が行われた旨の記載を想起されたい。

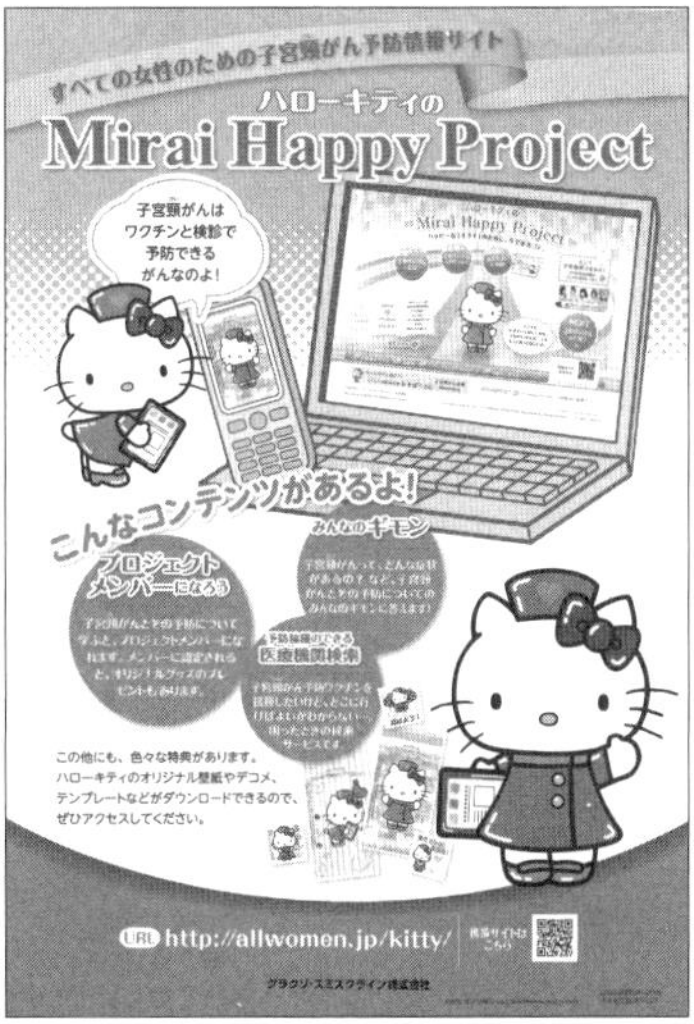

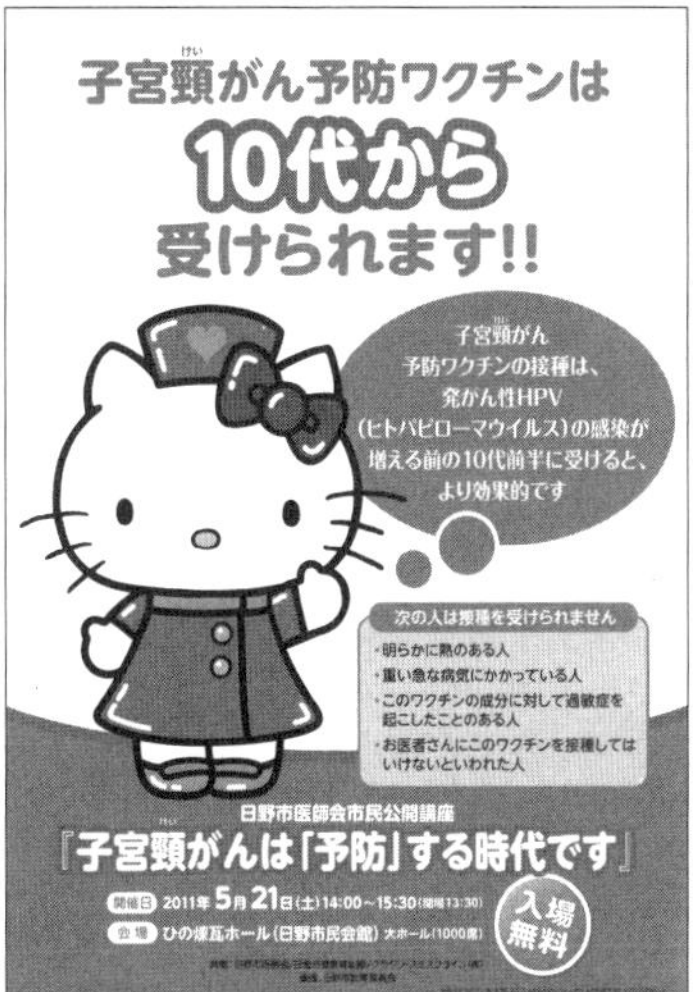

万人に愛されるキャラクターも販促に活用された。

ＨＰＶワクチンの早期導入

この概算要求が分水嶺だった。まもなく決定された同年度の補正予算にはヘモフィルス・インフルエンザ菌ｂ型（Ｈｉｂ）ワクチン、小児用肺炎球菌ワクチンと並んでＨＰＶワクチン接種に助成される公費が計上され、これらワクチンの定期接種化を定める予防接種法改正へと結実していく。特筆すべきは、そこに至る過程で残された当局者による発言だ。

二〇一〇年八月二十七日に開催された厚生科学審議会「感染症分科会予防接種部会」。ＨＰＶワクチンの国費での予算化に慎重な意見も出た会合で、厚労省の足立信也政務官（当時）は概算要求の詳細を、次のように報告したのである。

市町村が行っている（ＨＰＶワクチンの）接種事業に対して、（国が）定額になりますが3分の1相当を補助する。その中には、いま言った啓発活動に関するものもあるでしょう。また、これから我々が、市町村がやっているワクチン代への補助ではなくて接種自体、つまりワクチン代、さらに接種費用、さらに消費税も入るでしょうが、それに加えて、健康被害救済のために、市町村に対しては保険に入っていただきたいというようなことも含めて、その保険料の負担もその中に入れるような考え方で接種事業そのものを補助するという考え方です。（中略）

Ｈｉｂや肺炎球菌（の定期接種化）につきましては、私はかなりコンセンサスは得られている状況ではなかろうかと、個人的には思っています。しかし、いまプレゼンテーションでもありましたように、このＨＰＶワクチンにつきましては、まだいろいろ議論があるし、実際に情報を収集しなければいけないと思います。その点で多少、いまあるレベルに差があるのではなかろうか。だからこそ、国が予算事業としてそこをしっかり情報を収集して判断、評価をすることが必要なのだろうと思っております。（議事録より。傍点引用者）

ワクチン・ギャップ（ワクチン接種体制における欧米の先進諸国との差）の解消を目指す動きは、すでに国策になっていた。この日の会合では水痘やおたふくかぜ、Ｂ型肝炎などを含めた合計八種類のワクチンの将来の定期接種化を検討するための小委員会、および病態ごとの作業チームの設置も確認されている。足立政務官の発言は、まだ開発されて日が浅く、実績の乏しいＨＰＶワクチンが優遇されすぎてはいないかといった、一部の出席者にくすぶっていた不満に対する回答でもあった。

一般社団法人「細菌性髄膜炎から子どもたちを守る会」の高畑紀一事務局長（一九七一〜、現在は「＋Action for Children」代表）に筆者が会って話を聞いたのは、二〇一二年九月。〇六年に創設された同会は、重篤だと死に至る細菌性髄膜炎の主な原因とされるＨｉｂと肺炎球菌のワクチンの定期接種化を求める活動を重ね、実現に導いた団体のひとつである。高畑氏は件の予防接種部会や「子宮頸がん予防対策強化事業」の概算要求に先立つ一〇年三月にも、当時の長妻昭厚労相に、同様の要望書を手渡した経緯があった。

「私たちの要望に対して、厚労省はかねて有効性や安全性が十分に確認されてから、という態度を崩しませんでした。Ｈｉｂや肺炎球菌のワクチンは、あくまでも任意接種の枠内で検証されていたのです。要は民の負担で勝手にやってください、データが揃いコンセンサスが得られたら定期接種化しますよ、というスタンスですね。

ＨＰＶワクチンは違う。足立発言によれば、厚労省は国費で地方自治体による接種を推進させながら、有効性と安全性の確認を図った、ということになります。

私にはワクチンの優先順位を論じるつもりなどありません。ＶＰＤ（Vaccine Preventable Diseases＝ワクチンで予防できるすべての病気）のワクチンはみんな定期接種にすべきだと考えていますが、限られた予算のなかで、どれを先にする、しないという選択があり得るのも現実でしょう。ただしその場合、誰が、いつ、どのような理由で決めたのかというプロセスが明らかにされなければならないと思うのです。

ＨＰＶワクチンの場合は、どこか丁寧さに欠けていた感が否めない。予防接種の歴史とは縁のない、がんや婦人科の先生方の声が大きかったためなのでしょうか。子宮頸がんにはワクチンが万能だ、みたいな空気が、ですから私は心配だったのです。何かあったらたちまち逆風に転じてしまう社会ですから」

ＶＰＤについては第六章で詳述するが、ここで高畑氏が触れた、それらの疾病を予防するワクチンの普及を進めようとする思想は、すでに国際的な潮流になっている状況をとりあえず知っておこう。〝ワクチン後進国〟と決めつけられがちな日本では、それだけにかえって、ＶＰＤの推進運動が熱を帯びている印象も強い。ＨＰＶワクチンの早期導入には、そのようなムーブメントの内部からも疑問の声が上がっていたということなのか。

こんな話も聞いた。国立国際医療研究センターで感染症対策専門職を務め、このところ全国の中高生や養護教諭に性感染症について講演する機会の多い堀成美氏（一九六八～）が、聖路加看護大学で基礎系看護学の助教をしていた二〇一〇年頃のエピソード。

「『子宮頸がん征圧をめざす専門家会議』のセミナーに出かけて、受付をしていた人に言ったことがあるんです。この活動の運営資金が製薬会社から出ているのであれば、わかりやすいように公表すべきではないか。隠していれば批判されるし、他のワクチンにも影響しかねません、と。

実際に、製薬会社が関与している勉強会はＨＰＶワクチンだけじゃない。内容は勉強会だとしても、外の人から見たときに、製薬会社から交通費やお弁当を提供してもらっている風景は、一般の市民からは〝怪しく〟見えるわけです。こういったことを医療サイドからも変えていかないと、今後も予防接種への信頼は維持できないと心配しています」

ワクチン・ギャップの背景には、度重なる予防接種禍があった。一九四八年の京都・島根ジフテリア予防接種禍事件、七〇年から八〇年代にかけて全国各地で提起された集団訴訟、一九九〇年代のＭＭＲ新三種混合ワクチン薬害事件……。

にもかかわらず、「どこか丁寧さに欠けていた感が否めない」ままにＨＰＶワクチンは導入された。厚生労働省が接種勧奨を中断したのは二〇一三年六月だ。高畑氏の不安はその九カ月も前に発せられていたのである。

彼の見立てが最終的に的中していたのかどうかは、まだわからない。他方、異例の優遇措置が採られたHPVワクチン以外のVPDワクチンのいずれが定期接種化にふさわしく、またはふさわしくないのかも、それはそれで別途の検証が必要になっていく可能性がある。

世界的大流行（パンデミック）

「子宮頸がん征圧をめざす専門家会議」が本格的な活動を開始した二〇〇九年という年は、一般には別の、より広く知られた感染症とそのワクチンをめぐる騒動のあった年として記憶されている。すなわち新型インフルエンザ。この年の四月にメキシコでの流行が確認されて以来、瞬く間に世界的な流行を見、早くも六月にはWHO（世界保健機関）が警戒レベルを「フェーズ5」から最高度の「フェーズ6」にまで引き上げ、「世界的大流行（パンデミック）」を宣言するに至ったのだった。

日本でも四月には内閣総理大臣を本部長とし、全閣僚が参加する「新型インフルエンザ対策本部」を設置。メキシコを対象に史上初の感染症危険情報を公表し、国民に不要不急の渡航の延期を求めたり、メキシコ、アメリカ、カナダの三国から到着した旅客機で、防護服やゴーグル、マスクに身を固めた検疫官による機内検疫を開始するなどした。

舛添要一厚労相（当時）が五月一日未明に突如開いた記者会見で、「国内初の感染の疑いのある患者が見つかった」と叫んだテレビ中継の映像は忘れがたい。カナダから帰国した横浜市在住の男子高校生で、十六時間後に公表された検査結果が「陰性」だったことに、報道陣の前で涙を流して安堵の表情を浮かべたのは、彼の通っていた高校の校長だ。この間には市当局が生徒と接触した可能性のある約三百人に健康状態を電話で聞き取ったり、卓球の国際大会や博覧会などのイベント会場にサーモグラフィーを設置するなどして大混乱。ネット上には高校に対する罵詈雑言が溢れ、直接の苦情も殺到していたのである。

全国各地には「陽性」の患者が少しずつ現れてくる。やがて新型インフルエンザワクチンの接種計画が当然のように語られるようになり、妊婦や乳幼児、ぜんそくや糖尿病などの基礎疾患のある人、医療従事者ら約五千三百万人が優先接種の対象になるとされた。国産ワクチンだけでは不足するからと、十月には厚労省がGSKとスイスのノバルティス社との間で購入契約を結んだ。前者から三千七百万人分、後者からは千二百五十万人分で、合計四千九百五十万人分、契約総額は約千百二十六億円。本来は必要になる治験などを免除する薬事法の特例承認が適用され、副反応の被害による訴訟が起こされた場合には製薬会社の費用や賠償金を日本政府が肩代わりする方針も打ち出された。

政権交代直後のことである。ワクチン政策でも自民党と民主党にさほどの差はない。同じ時期には「新型インフルエンザで○○人が死亡」といった報道も相次いだが、例年の季節性のインフルエンザの致死率とどれほどの差があるのかは不明だった。

スペクタクル映画さながらの展開には下地があった。新型インフルエンザの脅威は、すでにこの数年前から、繰り返し喧伝されていたのである。

政府がＷＨＯの「世界インフルエンザ事前対策計画」に準ずる「新型インフルエンザ対策行動計画」を策定したのが二〇〇五年十二月。厚労省健康局長の下に「新型インフルエンザ専門家会議」（ワクチン及び抗ウイルス薬部門の座長は田代眞人・国立感染症研究所ウイルス第三部長）が設置され、以来、民間企業やマスメディアの動きが一斉に活発化した。官庁や自治体、大手企業の間で新型インフルエンザ対策マニュアルの整備が急がれ、危機管理の必要を強調する報道が溢れる。妻夫木聡と檀れいが主演し、「神に裁かれるのは人間か？　ウイルスか？」と謳って〇九年一月に公開されたパニック映画『感染列島』（瀬々敬久監督、東宝、英題『ＰＡＮＤＥＭＩＣ』）には前年五月のカンヌ映画祭で英文のチラシを配っただけで二十カ国以上から配給オファーがあったと伝えられていたし、〇九年三月には東京国際フォーラムで、ＧＳＫなど十八の企業・ＮＰＯで構成される「新型インフルエンザ対策コンソーシアム」などの主催、厚労省や日本国際貿易促進協会、三井住友海上グループなどの後援による大規模イベント「パンデミックサミット」まで開催された。その場でも配布された厚労省の資料によると、日本政府の前出「新型インフルエンザ対策本部」における防衛省の窓口組織には「生物兵器対処委員会」の名称が与えられていた。世界的な〝流行〟は、その直後に始まった。

おそらくは今回の子宮頸がんワクチン事件とも有形無形の関係があるらしいアクシデントが発生したのは、パンデミック宣言から五カ月目の二〇〇九年十一月。カナダのマニトバ州で新型インフルエンザワクチンの接種後にアナフィラキシー（急激に重症化することがあるアレルギー反応）などの副反応が表れたケースが通常より高い割合で報告され、製造元のＧＳＫが供給済みのワクチンのうち特定の製造番号を持つ十七万本の使用中止を同国の複数の州政府に要請した。ケベック州では死亡者も出たと伝えられた。

厚労省はカナダに調査団を派遣した。日本にも入ってくるＧＳＫの製品であるだけに、事態を重くみた形だったものの、一週間後には長妻厚労相が、「特定のロット（製品群）だけが問題だったのではないか」とする認識を表明。ＧＳＫの新型インフルエンザワクチンもノバルティスのワクチンも、予定どおりに輸入されてきたのだが――。

二〇一〇年が明ける頃には、国内での流行は終息に向かった。接種を希望する人は予想を大きく下回り、ほぼ全量が国産ワクチンで賄えてしまう。〈輸入ワクチン１１２６億円

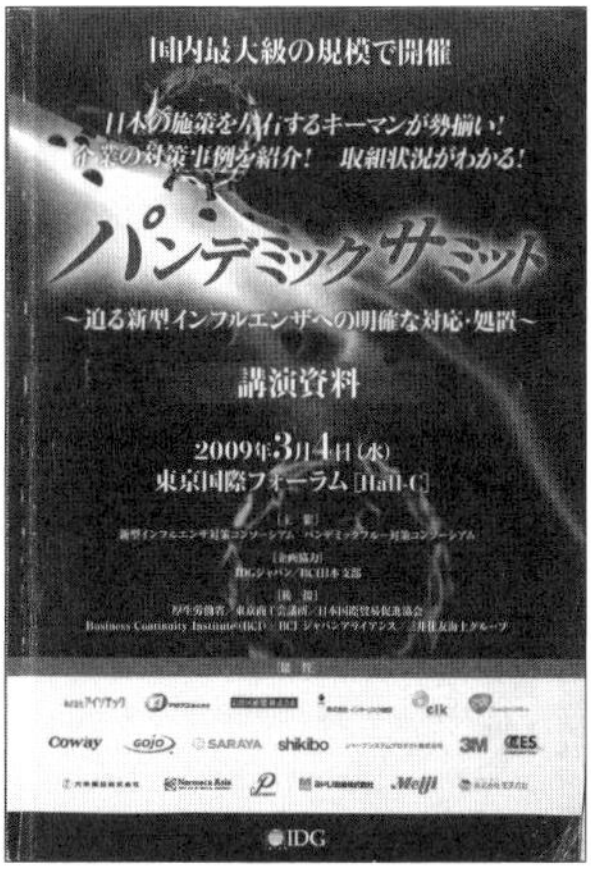

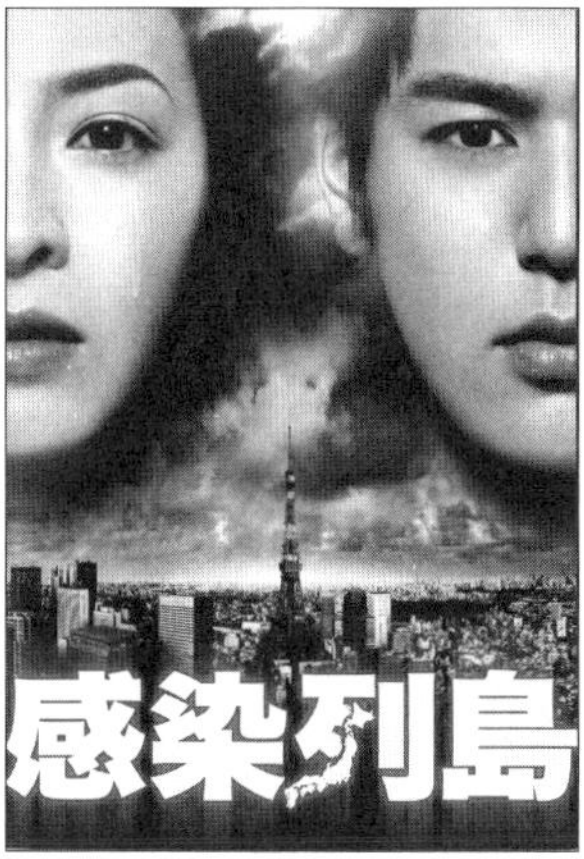

『感染列島』の撮影には陸上自衛隊も協力した。

無駄？〉の大見出しを打ったのは、『東京新聞』一月二十日付朝刊の特報面だった。

なぜGSKは違約金を放棄したのか

やや横道に逸れることを許されたい。「全国子宮頸がん被害者連絡会」の事務局長を務める東京都日野市議の池田利恵氏は、のちにこの記事を発見したのがキッカケで、ワクチン問題のテーマにのめり込んでいったという。

「だって、もとはと言えばGSK自らが、『打たないで』と言わざるを得なかったワクチンですよ。それを現地にまで出向いて、『行ってみたら安全でした、やっぱり輸入します』って、おかしいと思わないほうがおかしいでしょ。主婦感覚でいうと、食中毒を出しているところに、わざわざ弁当を注文しに行ったみたいじゃないですか」

いずれにせよ新型インフルエンザの輸入ワクチンは無用の長物となった。かくて厚労省は二〇一〇年六月、ノバルティスとは契約した輸入量のうち、まだ国内に届いていなかった三割を解約し、これに伴い約九十二億円の違約金を支払うことで合意したと発表。十月には納入されて余った同社のワクチン五百五十四万人（千六百六十二万回）分、価格にして二百十四億円分も廃棄されたとも報じられるのだが、もう一方のGSKとの契約関係については、不透明な点が多すぎた。

どうなったのかの発表も報道もない。当然、関係者の間ではさまざまな情報が錯綜し、国会で取り上げる政治家も現れた。

参議院議員の山谷えり子氏（一九五〇～）である。自民党に所属し、タカ派で知られる彼女は、かなり早い段階からHPVワクチンに疑念を抱いていた。

HPVワクチンの副反応問題がまだ一般に知られていなかった、二〇一二年四月十七日の参議院内閣委員会。山谷氏は違約金まで支払う羽目になった政府の醜態を責め、外山千也・厚労省健康局長（当時。現在は公益財団法人がん研究振興財団専務理事）が答えた。

山谷「外資で（新型インフルエンザワクチンを）注文した会社はノバルティス社とグラクソ・スミスクライン社です。グラクソ・スミスクライン社（引用者注：以下GSK）には違約金をいくら払いましたか」

外山「払っておりません」

山谷「なぜGSKはノバルティス社が違約金をもらったにもかかわらず、違約金を放棄したんでしょうか。払わなくてもいいと言ったんでしょうか」

外山「輸入ワクチンにつきましては、第二波に対応するために備蓄等を考慮してもなお余剰が見込まれたことから、GSKに解約を要請し交渉を行ったところ、先方の方からの申出によりまして、違約金なしで解約に至ったものでございます」

山谷「外資というのはお金にシビアなところです。ノバルティス社が九十二億円ももらっているのに、GSKが違約金を要りませんと言うわけがちょっと私にはわかりません。

その後、ＧＳＫが作っている子宮頸がんワクチン、サーバリックス、これに公費補助をするということが急展開で決まりました。当時、鳩山（由紀夫）総理、長妻（昭）大臣は否定的な言い方していたんです。この有効性、安全性、まだまだわからないし、ヒトパピローマウイルスという、百種類以上あるウイルスの中で子宮頸がんになるハイリスクタイプが十五種類、その中で、ＧＳＫのサーバリックスは16型と18型のふたつのタイプにしか効かない、だから公費助成するのに適当かどうか、それはまだ結論が出ないというような答弁を本会議でも委員会でもしていらっしゃるんですよ。ところが、急に決まったんです。これはなぜでしょうか」

外山「先ほどのＧＳＫの対応でございますけれども、同社は他国でも場合によっては違約金なしで解約している例がございます。

この子宮頸がん予防ワクチンの問題につきましては、ＧＳＫのワクチンを使っているわけでございますけれども、これは子宮頸がん予防ワクチン、それから小児の肺炎球菌ワクチン、それからＨｉｂワクチンということで、厚生労働省の厚生科学審議会の予防接種部会の方でこの三つについてしかるべきワクチン接種事業を行うべしというふうなことは提言を受けまして、それから国会でのさまざまな議論も踏まえまして、補正予算で対応したということでございます」

山谷「だから、その決め方が急展開だったんです。Ｈｉｂワクチンは副作用が出るから、お母さんたち、今、打ちたくないと言ってすごく控えていますよね。十分なデ

ータがそのときあったのかどうかということをもう一回、検証し直していただきたいと思います」（以上、議事録より）

「新型インフルエンザ等対策特別措置法案」の審議過程で飛び出した質疑だった。一カ月後の五月には可決・成立することになる同特措法もまた、あまりに問題の多い法律だが、その検討は別の機会に譲りたい。ちなみに厚労省がGSKに違約金を支払わなくて済む見返りにHPVワクチンの公費助成を急いだのではないかという疑惑は、医療関係者の間でも今なお根強いものの、筆者の取材では、確証を得ることはできなかった。

ノーベル賞のがん予防ワクチン

以上は氷山の一角にすぎない。筆者の取材によれば、HPVワクチンに対する不安や疑念を封じ込め、これを定期接種にしたのは、メディア・イベントを総動員したPR戦略と大胆なロビイング（政界工作）活動のコンビネーションによる、圧倒的な物量作戦だった。したがってルートも一様ではなかった。

子宮頸がんと言えば、一般には二〇一一年三月十一日を契機にテレビに溢れた、女優の仁科亜希子・仁美母娘による啓発キャンペーン「大切なあなたへ」が記憶に新しいのではないか。東日本大震災の惨事にスポンサー各社がCM放送を自粛したため、慌てた各局がACジャパン（旧・公共広告機構）の公共広告で空いた枠を埋めた結果である。仁科亜希子氏は三十八歳で子宮頸がんを発症した実体験を持つ元患者だけに、切実な訴えは人びとの胸を打ったが、あまり大量に流されたので視聴者の反発を買い、しばらくすると国難に臨んで国民の一致団結を呼びかける公共広告に切り替えられた。

あの啓発キャンペーンは、正確には乳がんも併せた定期的な検診を呼びかけるものだった。だが仁科亜希子氏はＨＰＶワクチンとも縁が深い。３・11のちょうど一年前、二〇一〇年三月に結成された任意団体「子宮頸がん予防ワクチン接種の公費助成推進実行委員会」の発起人で、共同代表にも就任。テレビでも大きく取り上げられた記者会見のインパクトが強烈だった。

彼女の所属事務所に取材を申し込んだが返事がない。もう一人の共同代表で、二〇〇六年から一〇年まで国立がんセンター中央病院の院長だった土屋了介氏（一九四六〜、現・地方独立行政法人神奈川県立病院機構理事長）に会って話を聞くことはできた。

「私はがんセンターの院長でしたから、がんに関するあらゆる情報が入ってきたわけです。当然、ＨＰＶワクチンが完成したことは早くから知っていた。で、日本でもいよいよ発売になるというので、実行委員会発足の一年前でしたか、がんセンターで検討会をやったんです。将来は子宮頸がんだけでなく、ウイルス発がんにはワクチンだという流れになっていくだろうというので、みんなの問題として取り上げました。

百五十人くらい集まりましたかね。そこにＧＳＫの開発の人を呼んで説明させたら、これはまず接種の対象者にちゃんと理解してもらう必要があるねという話になり、今度は女子大の付属高校と中学校で講演会。的確な質問がたくさん出て、とても有意義な会になったのをよく覚えています」

——がんが予防できる初めてのワクチンという関心の持ち方だったんですね。

「そうです。しかもノーベル賞でしたから」

二〇〇八年のノーベル生理学・医学賞は、ドイツのハラルト・ツア・ハウゼン教授に与えられている。子宮頸がんの原因がヒトパピローマウイルス（ＨＰＶ）であることを発見した一九八三年の功績だった。ワクチンの開発が評価されたわけではないのだが、土屋氏のような反応は、それはそれで自然だったに違いない。

「そうして公費助成の運動に発展していったのです。ここが微妙なところなのですが、子宮頸がんというのは性格上、社会防衛のためには半強制的にでもワクチンを打ってもらわないと、という種類の病気ではない。ということは希望者にだけ打つ任意接種でよいのだけれど、接種対象が未成年なのに値段が高いから、公費の助成を求めたいと、私はそういう立場でした。ですから厚労省がどうしてＨｉｂや肺炎球菌と同じ扱いにしたのかが、いまだに疑問なのですよ」

——仁科亜希子さんとは、どういう経緯でしたか。

「とにかく一般の方に知ってもらわないと意味がない。それで電通の社長、会長を歴任された成田豊さん（一九二九～二〇一一）に相談したんです。私とは医師と患者の関係でしたが、もちろん脅かしたわけじゃないですよ。資金は患者会の方たちが用意してくれた二百万円だけでしたが、成田さんは、有り金だけでいいと言ってくださり、部長さんとか十人ほどを呼んで、『土屋先生がよいことをするから、お前ら手伝ってやれ』と。

仁科さんは東京文化大学（現・新渡戸文化短期大学）の中原英臣学長の紹介です。検診だけでなく、予防のほうのお手伝いもぜひとお願いして、一緒にマリオンで公費助成推進実行委員会設立の記者会見を開いたというのが真相です」

――マリオンというのは、東京・有楽町の、旧朝日新聞本社の跡地にある複合商業ビルのことですか。

「そう。あそこには日本対がん協会の本部があって、私も評議員でしたから、講堂を貸してよと。そうすれば朝日が大きく報じてくれるかもという思いもあった。協会自体はがん検診にしか興味のない組織で、お金は出してくれないけど、精神的に応援してくれるという話だったんです。

記者会見に臨んでは電通が知恵をくれたことをよく覚えています。午後一時半か二時に開いて、NHKに来てもらえれば、夕方のニュースに乗るよって。実際にそうなって大いに盛り上がった。ああ、成田さんに頼んでよかったなと思いましたよ」

――仁科さんが出演したACの公共広告は、対がん協会が支援団体でした。

「あれはワクチン公費助成推進実行委員会の流れで、協会がお願いしたんです。だから、私も評議員ですから、クレームをつけたんですよ、大震災の後。三日目か四日目に電話して、やりすぎだ、契約を超えて流す権利が向こうにあるわけじゃない、被災者に失礼だ、と言ったんだ。でも専務理事は、『公共広告機構がやってくれてるんだから、いいじゃないですか』って。えげつないというかね。私は怒って、電話を切っちゃいました」

――土屋先生はその後、まだ副反応の問題が大きくなる以前に、公費助成の運動から手を引かれたと聞いています。何があったのですか。

「実行委員会を旗揚げして間もなく、ある人に頼んで、民主党の小沢一郎幹事長（現「生活の党と山本太郎となかまたち」共同代表）に面会を求めたんです。患者会とか産科婦人科学会とか、公費助成を願っている人たちをイーブンに、皆さんを引き連れていこうと考えました。幹事長代行が会ってくれることになったのですが、仁科さんはその前に小沢さんに会いにいってるんだよ。新聞にも載りました。

事情を確かめたら、GSKの専務が仕掛けていた。それでもう、僕は辞めると。その幹事長代行に皆さんを引き合わせることはしましたが。だってね、GSKの仕事をやる気はないから。私は患者さんや、患者団体のために動いてあげようと思っただけなんだから」

――先生ご自身は、GSKに何事かを頼まれたことはなかったのですか。

「一切ない。私はGSKのフランス人社長（当時も現在も同社日本法人のトップはフィリップ・フォシェ氏）にも会って、『新しい薬を開発されたことは尊敬するが、お宅の専務がやってることはおかしい』とはっきり言いました。これはまさにCOI（Conflict of Interest＝利益相反）に引っかかることなので、おやめいただいたほうが御社のためにもいいと思うと。でも一向に収まらず、これ以上はただ利用されるだけだということで」

――仁科亜希子さんとはお話しされましたか。

「秘書の方には、仁科さんも患者代表のおひとりなのですから、ご一緒に行っていただかないと、と申し上げました。『わかりました』と言ってはくれましたが、何度かああいうことが続いた。

ご本人はだんだんわれわれとは一緒に来なくなっていったんです。長妻厚労相に署名を届けたときにはいらして、控え室で患者団体が待っているところに後から来て、さっさと大臣室に入ろうとしたのを止められたり。らしいな、という。面談の場でも彼女が真っ先に発言しようとしたのを、長妻さんは制止して、『土屋さん、ご苦労さん』と言ってくれて。

実際、その直後には公費助成が決まったのですから、私の役目も済んだわけです。実行委員会は任意の、既存の団体のまとめ役でしかなかったので、私が代表を辞任したというよりも、会そのものが自然消滅したということです」

ここに登場する民主党幹事長への要請も、厚労相への署名提出も、「子宮頸がん征圧をめざす専門家会議」のアニュアルレポートには、あくまでも自らの組織の業績のような体裁で記録されている。土屋氏の証言だけを聞く限り、彼は確かに利用された格好だが、それはGSKの一専務の力だけによるものでもなかったのではあるまいか。

公益財団法人「日本対がん協会」

土屋了介氏の話には、気になる部分が少なくなかった。公益財団法人「日本対がん協会」。がん征圧を目指す団体がＨＰＶワクチンの推進に協力的なのは理解できても、その事務所がある建物で記者会見を開くと、どうして朝日新聞が好意的に扱ってくれるという話になるのだろうか、などと。

すぐにわかった。ＨＰによると日本対がん協会は一九五八年八月、がんの早期発見と早期治療、生活習慣の改善による「がんの撲滅」を目的に設立されている。前年の日本癌学会総会で提唱され、折しも創立八十周年を迎えた朝日新聞社の記念事業として船出した、日本では最も早くからがん征圧運動に取り組んできた民間団体だ。

歴代の理事長職も朝日の首脳が兼務してきており、現在は秋山耿太郎相談役がその任にある。対がん協会そのものは営利事業ではなくても、名実ともに朝日新聞社の有力な関連事業のひとつである。

東京を除く全国四十六道府県に「日本対がん協会グループ」を構成する提携団体網を持つ。グループ団体は合計で約千台の検診車を有しており、市町村の委託を受けた集団検診（住民健診）が事業の柱になっている。

本部の活動の中心はがんの知識の普及・啓発と、がん患者や家族の支援事業だ。土屋氏の「検診にしか興味がない」という形容は、彼の立場からは物足りなく見える、と解釈しておくべきだろう。独立行政法人国立がん研究センターや公益財団法人がん研究会、がん研有明病院などとの連携関係も緊密で、理事長とは別に用意された会長ポストには、現在、国立がん研究センターの垣添忠生元総長が就いている。

がんの検診、予防で〈地道な活動や研究をした人や団体〉に授賞する「日本対がん協会賞」「朝日がん大賞」は一般にもよく知られている。近年では二〇一一年九月、山下俊一・福島県立医科大学副学長に「朝日がん大賞」を贈って市民グループなどの抗議と批判にさらされた。山下氏は長年、長崎大学で放射線と甲状腺がんの治療と研究に従事してきた一方で、半年前の3・11福島第一原発事故の直後に、「放射線の影響はニコニコ笑っている人には来ません。クヨクヨしている人に来ます」とか、「一年に一〇〇ミリシーベルト以上の放射線を浴びなければ発がんリスクは増えない」などと、被災者の神経を逆なでする発言を繰り返した人物でもあったからである（山下氏は二〇〇八年に発表した論文で、「乳幼児が一〇〜一〇〇ミリシーベルトを被ばくすると、発がんが起こりうるリスクを否定できない」旨を述べていた）。

ACの公共広告を支援しただけでもない。日本対がん協会はHPVワクチンの推進に重大な役割を果たした組織のひとつといって差し支えないと思われる。垣添会長が「子宮頸がん征圧をめざす専門家会議」の顧問であることは本章の冒頭で紹介済みだが、同会議には協会の小西宏マネジャー（元朝日新聞科学部記者）も、委員として名を連ねていた。

対がん協会の事業計画に初めて「子宮頸がんキャンペーン」の文言が明記されたのは、二〇〇九年度である。〈早ければこの秋にも子宮頸がんワクチンがわが国でも承認される見通しだ。ワクチンはすでに100カ国以上で承認されており、昨年の国際対がん連合（UICC）世界大会でもこの普及が最優先課題とされた。ワクチンと検診でほぼ100

%予防できる唯一のがんであるが、まだよく知られておらず、最近は若い層の罹患率が高まっている。そこで協会では年間を通して普及啓発のキャンペーンを繰り広げる〉。同年度内には事業展開の財政的基盤として「子宮頸がん基金」を設けて企業や個人からの寄付を募集した。また有楽町マリオンで市民公開講座を主催して、今野良・自治医科大学附属さいたま医療センター産婦人科教授（「専門家会議」実行委員長）と宮城悦子・横浜市立大学病院化学療法センター長（「専門家会議」委員）の講演およびパネルディスカッションへの参加を得、また仁科亜季子・仁美母子に〈家庭の会話のなかでがんのこと、検診のことが出てくることを紹介しつつ、家庭での「教育」の大切さを訴え〉てもらったことなどが、同年度の事業報告書に記録されている。

仁科母子については、翌二〇一〇年度上半期の事業報告書にも言及があった。従来は乳がん検診ばかりを呼びかけていたACの公共広告に子宮頸がんの検診も加え、二人を起用して、〈TV、新聞、雑誌、交通広告などで7月から展開している〉。何のことはない。土屋氏の「子宮頸がん予防ワクチン接種の公費助成推進実行委員会」にしたところで、とどのつまりは対がん協会の、この流れの一環だったのだ。

「子宮頸がんキャンペーン」がいよいよ事業計画の重点項目のひとつに位置づけられたこの年、対がん協会は前出の今野氏をリーダーに据えた「HPVテスト」の臨床研究を開始している。提携団体が子宮がん検診を行う際、陽性には移行していなくてもハイリスク型のウイルスに感染している症例のデータが、同意が得られた人たちから集められた。

北海道対がん協会、ちば県民総合保健協会など、HPVワクチンの接種そのものを行っている提携団体の協力で、接種者の登録事業に乗り出したのもこの年だった。晴れて「公益財団法人」の認定を受けたニュースを一面トップで伝えた『対がん協会報』（二〇一〇年十一月一日付号）には、「サーバリックス」を讃える記事が載っていた。〈グラクソ・スミスクラインが開発した子宮頸がんワクチンで、かなり進んだ前がん病変の93％の予防が期待できることがわかった。同社のワクチン開発の責任者、マイケル・ザイアックGSKバイオロジカルズ（ベルギー）副社長が日本対がん協会のインタビューで明らかにした。ザイアック氏は「論文発表は来年初め」と前置きし、詳しいデータは明らかにしなかったものの、「これほどの高い効果は想定外です」と話した〉。

若い世代への啓発

日本対がん協会という朝日新聞社グループの有力事業によるHPVワクチンのプロモーションは、別動隊を使っても展開された。たとえば「リボンムーブメント」である。二〇〇九年六月の創設。十一月には東京・杉並区の明治大学和泉キャンパスで「女子大生発！愛で結ぶ国家プロジェクト　子宮頸がん征圧イベント２００９」を開催し、以来、女子大生を中心とする子宮頸がんの予防啓発グループとして幾度も報道されてきた一般社団法人だが、対がん協会の二〇〇九年度「事業報告書」の「子宮頸がんキャンペーン」の項には、このあたりの事情が明記されていた。

若い世代への啓発は特に重要で、次の2点を実施した。まずは看護学生。（中略）首都圏の大学生たちで、子宮頸がんに関心をもった学生たちに対し、今野教授や河村さん（引用者注：裕美、患者団体の代表）らによる勉強会を6回開催した。大学生たちはその勉強内容をもとに、同世代に訴えかける啓発冊子を3万部作成。10月から11月にかけて、首都圏の大学の大学祭にあわせて配布しつつ、対面して子宮頸がんの啓発を図った。11月14日には明治大学の大教室で主に大学生を対象にしたイベントを開いた。タレントの山田邦子さんと山田さんが率いるスター混声合唱団にも登場を願って、約600人の学生たちに楽しみながら子宮頸がんについて学んでもらった。

学生たちの活動はウエブの展開、さらなる勉強会の開催と続き、10年度には一般社団法人リボンムーブメントとして組織化し、大学生3000人アンケート等の活動につながっている（傍点引用者）。

「リボンムーブメント」はもともと、乳がん検診の早期受診を推進する世界規模の運動「ピンクリボン」に関わる東洋大学と慶應義塾大学の女子学生が立ち上げたとされている。ところが日本におけるピンクリボンは、二〇〇三年から朝日新聞社が取り仕切るようになっていた。東京、名古屋、神戸、仙台の四都市で催されるウオークイベントやシンポジウム、若手クリエイターの登竜門ともいわれるデザイン大賞の主催などによる例年のキャンペーン「ピンクリボンフェスティバル」の事務局が一〇年度から日本対がん協会に移されるのを機に、子宮頸がんの領域を担う新組織の誕生を演出したということらしい。女子学生たちの間では、参加すると就職活動が有利になると伝えられていたという。リボンムーブメントは日本製薬工業協会のガイドラインによる情報開示で、二〇一二年度にMSDから百万円の寄付を受けていたこともわかった。

二〇一四年七月、リボンムーブメントの輿田雅晴代表理事（一九七八〜）に会った。場所は先方に指定された東京・赤坂の日本財団ビル一階のカフェ＆ベーカリー「SWAN」。

――まず、HPVワクチンの現状について、どう思われていますか。

「ああ、これで日本はますますワクチン後進国になっていくんだなあ、と。……あのね、こちらはワクチンが承認される前から検診の啓発活動を始めていたんですよ。知った上で聞いているんですか。失礼じゃないですか」

――HPに載ってる程度のことは承知しています。では活動を始めた経緯を教えてください。

「あの頃、六本木に『MUJI　STUDIO』というスタジオがあって、もうじき閉鎖するから、それまでの間、誰か有効に活用してくれないかと呼びかけました。そこに集まった若者たちが、平和とか水素エネルギーとかコミュニティの再生とか、いろんな社会的活動に取り組んでいたんです。子宮頸がん予防の啓発もそのひとつで、女子大の子たちが言い出した。そんな病気のことを知ってる人が世の中の五％もいなかった時期にですよ。

私の本業はＩＴの、ウェブ会社の経営です。リボンムーブメントに関わったのは、医療の分野だけに大人のサポートが必要だ、面倒を見てやってくれと、あるドクターに言われたから」

——何という会社ですか。できればお医者様のお名前も。

「言いません。いいですか。ＭＳＤからは確かに寄付金をいただきました。でも口出しをされたことはまったくないんです。企業の色は出したくないんで、お金を集める場合も、医薬品とは別の業界を中心に回ったものです」

——ああいうこと（積極的勧奨の中断）になって、今はどのような活動を。

「個人的には、子宮頸がん検診を勧める活動に絞ってでも続けられたらいいと思います。でも、あの子たちは、もうどうしていいかわからなくなっている。だって、まじめにやったら叩かれた。もう時代に求められていないってことなんじゃないか。おかしいでしょう。ワクチンといえばフルボッコだ。また子宮頸がんになって悲しむ人が増えていく。モラルが低いんですよ」

——世間の受け止め方はともかく、輿田さんご自身は、ＨＰＶワクチンをどう評価されているのですか。被害者だと言っている女の子はたくさんいるが、それでも接種を推進するメリットのほうが大きいということですか。

「それはもちろん、自分の家族だったら、とも考えます。もしも娘がいたとして、副反応が出たら、つらい。でも、そのワクチンで他の二人の命が助かるのであれば、（接種を）

やるべきだ。それがワクチン政策というものです。

あのね。あんたたちは男で、自分が子宮頸がんになることはあり得ない立場で、カネのために科学的根拠も何もない記事を書く。カネがもらえなかったら書かないでしょう。どうなんですか」

――仕事ですからね。

「そら見ろ。こっちは違うんだ。カネなんかもらわない。ボランティアでやってる。ダセーんだよ！　少しは恥ずかしいと思えよ！」

これ以上の取材は成立しなかった。ちなみに「仕事ですからね」と返した筆者の言葉は、言うまでもなく出版社（この場合は集英社インターナショナル）から支払われる原稿料や印税のことを指している。

ペイシェント・アドボカシー

ＨＰＶワクチン推進に影響力を行使した団体はきわめて多い。二〇一〇年七月の、長妻昭厚労相（当時）への要望書提出に参加した団体だけに絞っても、以下の二十三団体を挙げることができる。

「医療構想・千葉」「医療法人社団　ゆうあい会　ゆうあいクリニック」「㈶日本対がん協会」「子宮頸がんから女性を守るクリック募金」「子宮頸がん征圧をめざす専門家会議」「子宮頸がん予防ワクチン接種の公費助成推進実行委員会」「市民のためのがん治療の会」

「㈳ティール&ホワイトリボンプロジェクト」「㈳日本産科婦人科学会」「㈳日本病院会」「全国医学部長病院長会議」「全国骨髄バンク推進連絡協議会」「特定非営利活動法人　子宮頸がん啓発協会　Think Pearl」「特定非営利活動法人　子宮頸がんを考える市民の会」「特定非営利活動法人　日本婦人科腫瘍学会」「日本癌治療学会」「日本臨床腫瘍学会」「八王子内科クリニック」「らんきゅう　子宮がん・卵巣がん患者による患者のためのサポートグループ」「卵巣がん体験者の会スマイリー」「リボンムーブメント」「リレー・フォー・ライフin 福岡実行委員会」「『I know』プロジェクト」（五十音順、「専門家会議」アニュアルレポートより）。

　どの団体も、基本的には会員たちの善意で運営されているのだろう。しかし、現実はそう言い切ってよいほどには単純でもないようだ。

　GSKの日本法人は二〇〇六年から、「J-PALS」（Japan Patient Advocacy Leaders Summit）と称する会合を、毎年開催してきている。そこでの「Patient Advocacy（ペイシェント アドボカシー）」の定義は〈国、国民にとっての医療の向上に繋がることを前提とした、患者を支援するための具体的な行動・政策提言〉だ。二〇〇二年にアメリカのGSKが取り組んで以来急速に広がり、現在では世界七十五カ国以上で恒例行事になっているという。HPには〈「様々な疾患の患者支援団体が、団体同士ならびに関連分野の専門家との交流・学びの場」として、疾患・団体を超えて、ペイシェント・アドボカシー活動に共通するテーマを題材に、建設的な対話を中心に、正しい情報の共有・ネットワーク構築を実現し、各団体活動に役立てていただくことを目的〉にした催し、とある。

最近の報告書はネット上でも読むことができる。二〇一三年七月に東京・千駄ヶ谷のGSK本社で開かれた第八回の開会あいさつは例年どおりに同社の高橋希人（きひと）専務（開発本部長）。日本対がん協会の関原健夫常務理事（日本インベスター・ソリューション・アンド・テクノロジー社長）も出席して発言した。二十の患者団体が参加し、「より良い治療環境をつくる上での協働」というテーマを①医薬品の開発、②自己管理、③患者中心のチーム医療、④医療者の啓発活動、⑤その他（全般）の各サブテーマに分けて発表するワークショップも。ファシリテーター（進行役）を務めた乳がんと子宮頸がんの患者団体の代表によるグループワークの発表が興味深い。

ある野外コンサートの観覧スペースで、ひとりの男が裸で踊りだします。楽しげにひとりで無心に踊ります。周りの人たちはほとんど反応を示さず、動こうとしません。そこへフォロワーがひとり登場して、同じように踊りだします。最初となったフォロワーは群衆に向かって手招きをします。「一緒に踊ろうよ！」って。やがて3人目の男が現れて踊りに加わります。3人はそれぞれ無心に踊りつづけます。するとやがて周囲の人たちが少しずつ注目を始めます。そして、三々五々、踊りに加わる人が出てきます。ムーブメントが起こる大きな節目の瞬間です。やがて周囲から人びとが我先に駆け寄ってくるようになったと思うと、ある瞬間、大勢が雪崩のように押し寄せて、踊りの集団が一気にふくらんでいきます。
　何度も映像をみているうちに、私たちが行おうとしているアドボカシー活動の原点は、これと少し似ているかもしれないと思うようになりました。（中略）私はこの映像の存在をある人から教えていただき、大好きになりました。（傍点引用者）

『読売新聞』大阪本社版の二〇〇七年九月二日付朝刊によると、英語の「advocacy」とは本来、〈障害者、貧困者、少数民族など、弱い立場の人の味方になり、権利を守るために闘うことを意味〉するといい、そこでアメリカの病院にはほぼ半数に「患者アドボカシー相談室」が設けられているという。〈患者の相談に乗り、病院側とも交渉します〉〈老人施設に対する政府の審査でも、アドボカシーの確立は重要なチェック項目になっています〉。

　だが、「J-PALS」で議論されている「患者アドボカシー」は、このイメージよりはるかにスケールが大きい。というより、様相を異にしている。むしろ、世界の医学界で最も権威あるメディアのひとつとされている『New England Journal of Medicine』（ニューイングランド医学雑誌）の元編集長、マーシャ・エンジェル医師の著書『ビッグ・ファーマ～製薬会社の真実』（栗原千絵子ほか訳、篠原出版新社、二〇〇五年）の、次のような記述を思わず連想させられた。

（引用者注：製薬会社の）患者アドボカシー・グループへの支援も、教育を偽装したマーケティングの一つである。単に製薬会社の隠れ蓑に過ぎない患者アドボカシー・グループも多い。患者たちは、自分の疾患に対する世間の認知を広めるための支援ネットワークに出会ったと思い込む。しかしこれこそが、実は製薬会社が薬を売り込むための手口なのである。製薬会社がバックにいることを知らない患者アドボカシー・グループの会員もいる。製薬会社は単に教育を援助したいだけなのだと思い込んでいる人もいる。（中略）

製薬会社はスポンサーとなっていることを概ね隠している。ヘイスティングス・センター（生命倫理シンクタンクの一つ）のトーマス・マレー所長はこれを「倫理的に問題なのは、実際には製薬会社が患者アドボカシー・グループを作っているのにもかかわらず、自発的な草の根の組織であるかのように見せかけている点である。こうした欺瞞が実に腹立たしい」と批判している。

ワクチン・ギャップを考える

日本対がん協会を擁する朝日新聞社グループは、ＨＰＶワクチンが定期接種化される過程で、ネガティブな報道をまったくしていなかった。二〇一三年三月に東京都杉並区が副反応の被害を訴える少女への補償金を支払う方針を打ち出して以降も、追及しているのは一部の社会部記者たちだけである。専門性が高いはずの科学部はほとんど動いていない。

この国のマスコミ全体に共通する報道姿勢ではあるものの、朝日新聞には権力のチェック機能としての期待が大きくなりやすいだけに、どうにも引っかかるのだ。彼らはあるべきジャーナリズムの足かせになりかねない領域に、踏み込みすぎてしまったのではないか。

筆者も奇怪な出来事を経験した。二〇一三年の夏、『朝日新聞』に緊急シンポジウム「ワクチンギャップを考える」開催の案内が出たので申し込み、参加したときのこと。会場は東京・世田谷区の国立成育医療研究センター講堂。新聞には日本小児科学会、日本感染症学会、日本産科婦人科学会、日本細菌学会の共催と紹介されていて、ネット上の告知も、会場で配布されたプログラムでも同様だったのだが、開会前のステージ正面に映し出されたスライドには、〈朝日新聞社主催〉とあり、配布されたアンケート用紙にも〈朝日新聞社広告局〉とあった。

カメラとテープレコーダーを用意していたが、場内アナウンスで「許可のない方の撮影と録音を禁じます」。それでは許可をと、受付に赴くと、「（認められるのは）朝日新聞の方だけです」と言われた。

シンポジウムは三部構成。第一部「ワクチンの現状」は多屋馨子・国立感染症研究所感染症疫学センター第三室長と尾内一信・川崎医科大学小児科学教室教授の、第二部「ワクチンギャップの実態」は渡辺博・帝京大学医学部附属溝口病院小児科教授と齋藤昭彦・新潟大学医学部小児科教室教授の、それぞれミニ講演。いずれも司会は岡部信彦・川崎市健康安全研究所所長だった。第三部のパルネルディスカッション「我が国の予防接種体制の問題点と将来への展望」には以上の五氏にお膝元の成育医療研究センターの五十嵐隆所長と宮入烈・感染症科医長、小森貴・日本医師会常任理事が加わって議論が交わされた。宮入氏が座長を務めた。このうち多屋、五十嵐の両氏は「子宮頸がん征圧をめざす専門家会議」の委員だった。五十嵐、岡部、多屋の三氏は厚生科学審議会「予防接種・ワクチン分科会副反応検討部会」あるいは薬事・食品衛生審議会「医薬品等安全対策部会安全対策調査会」の委員だが、のちにＧＳＫないしＭＳＤからの金銭授受の事実が判明し、合同会議の議決に参加できなくなることになる経緯は、本章の冒頭で指摘済みである。

「ワクチンギャップを考える」の内容はタイトルのとおりだったが、時節柄、ＨＰＶワクチン関係の話題も少なからぬ言及があった。総じて慎重な表現が目立ったが、帝京大学の渡辺教授がガラパゴス諸島の写真を映し出しながら、「せっかく定期接種になったのに（接種勧奨が中断されて）残念だ。行政の中心から（副反応の）情報が出てくると、みなさん怖くなって、なかなか受けられなくなる。二十年後の日本で子宮頸がんを患う人たちが、他の国よりも桁違いに多くなっているのではないかと危惧している」と述べていたのが印象に残った。

なお、この日のシンポジウムには、「ジャパンワクチン㈱」という販売会社も協賛していた。国内第三位の大手製薬メーカー・第一三共とＧＳＫが二〇一二年七月に設立した合弁会社だ。

朝日新聞社グループに関する以上の記述は、関係者の証言などをもとに公開された資料

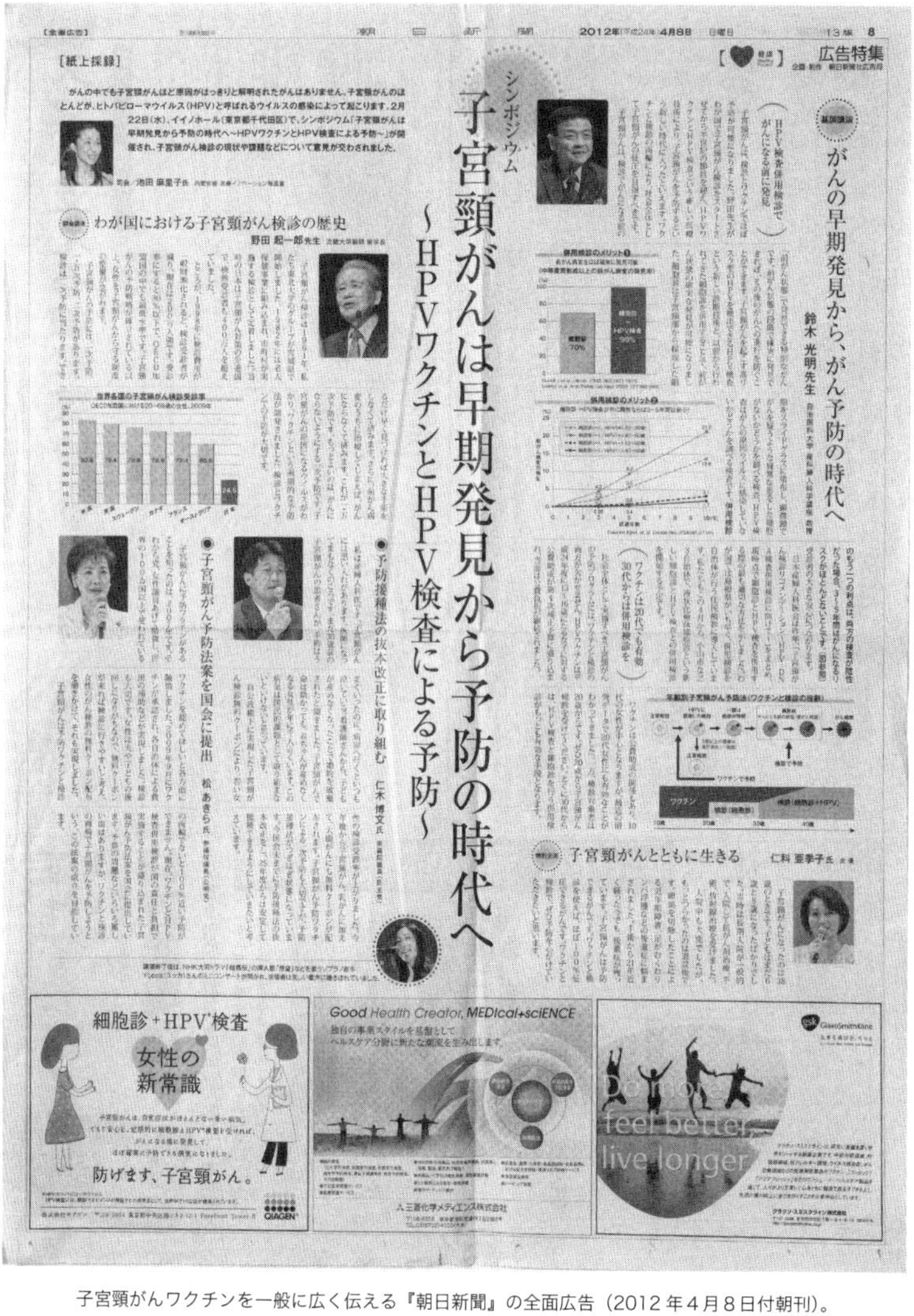

【全面広告】 朝日新聞 2012年（平成24年）4月8日 日曜日 13版 8

広告特集

［紙上採録］

がんの中でも子宮頸がんほど原因がはっきりと解明されたがんはありません。子宮頸がんのほとんどが、ヒトパピローマウイルス（HPV）と呼ばれるウイルスの感染によって起こります。2月22日（水）、イイノホール（東京都千代田区）で、シンポジウム「子宮頸がんは早期発見から予防の時代へ～HPVワクチンとHPV検査による予防～」が開催され、子宮頸がん検診の現状や課題などについて意見が交わされました。

司会 池田 麻里子氏

シンポジウム

子宮頸がんは早期発見から予防の時代へ

～HPVワクチンとHPV検査による予防～

基調講演

がんの早期発見から、がん予防の時代へ

鈴木 光明先生

HPV検査併用検診で がんになる前に発見

わが国における子宮頸がん検診の歴史

野田 起一郎先生

ワクチンは20代でも有効 30代からは併用検診を

子宮頸がんとともに生きる

仁科 亜季子氏

●予防接種法の抜本改正に取り組む

仁木 博文氏

●子宮頸がん予防法案を国会に提出

松 あきら氏

細胞診＋HPV検査

女性の新常識

防げます、子宮頸がん。

QIAGEN

Good Health Creator, MEDIcal+sciENCE

独自の事業スタイルを基盤として ヘルスケア分野に新たな潮流を生み出します。

三菱化学メディエンス株式会社

GlaxoSmithKline

Do more feel better live longer

子宮頸がんワクチンを一般に広く伝える『朝日新聞』の全面広告（2012年4月8日付朝刊）。

に当たった結果である。正面からの公式な取材は日本対がん協会にも朝日新聞社にも拒否された。後者の広報室には本書の版元の編集部が連絡をとったのだが、「テーマ的に取材は辞退したい。広告部は確かに記事体広告などを出しているが、メーカーの意向を尊重したビジネスなので。企画事業本部は子宮頸がんワクチンのみを推進したことはない。編集局は子宮頸がんワクチンについてちゃんと報道している。これは社の見解ということではない」と返された。

「子宮頸がん征圧をめざす専門家会議」の事務局が置かれている、これもまた朝日新聞社系の広告代理店「朝日広告社」からスピンオフ（派生）した女性だけの企画・広告会社「朝日エル」（本社＝東京・築地）の中村和代社長には直接電話が繋がったが、やはり丁重に断られた。「自分の一存では受けられない」とのことである。

第四章

医師たち

世界保健機関（ＷＨＯ）

世界保健機関（ＷＨＯ）「ワクチンの安全性に関する専門委員会」（ＧＡＣＶＳ）
ＨＰＶワクチンの安全性に関する声明
２０１４年３月12日

ＷＨＯワクチンの安全性に関する専門委員会は、他のワクチンと同様に、２００６年の初上市（引用者注：じょうし。市販されること）以降、ＨＰＶワクチンの安全性について検討を行ってきた。ＷＨＯは、子宮頸がん予防が公衆衛生上の優先事項であり、予防接種計画へのＨＰＶワクチン導入が実現可能な加盟国に対し、その導入を推奨する。検診を通じた前がん細胞やがん細胞の早期発見は、例えばイギリスの25～45歳女性の子宮頸がん罹患率減少に寄与したとされるが、その減少はここ十年で横ばいになっている。ＨＰＶワクチンの安全性に関する懸念は提起されたが、これらは体系的に調査されており、今日に至るまで、本委員会は、ＨＰＶワクチンの推奨に変更を来すような安全性への懸念を確認していない。

表題のとおりの公式声明だ。ここでは三カ月後の二〇一四年七月に厚生科学審議会「予防接種・ワクチン分科会副反応検討部会」と薬事・食品衛生審議会「医薬品等安全対策部会安全対策調査会」の合同会議で配布された邦訳を引いている。

声明によれば、GACVS（Global Advisory Committee on Vaccine Safety）がこの間、HPVワクチンと副反応とされる多様な症状に関係するエビデンス（科学的根拠）について検討してきた。失神、アナフィラキシー、静脈血栓塞栓症、流産、ギラン・バレー症候群、脳卒中、自己免疫性疾患（特に多発性硬化症）、脳血管炎、CRPS（複合局所疼痛症候群）、慢性疼痛、およびワクチンに添加されてアルミニウムアジュバント（補助剤）に対する懸念などが対象だといい、それら検討結果の一部を紹介して、以下のように結んでいた。

最後に、本委員会は、HPVワクチンの安全性に関して、引き続き各種エビデンスに対する注意深い検証に基づき入念なモニタリングを行うとともに、有効性と安全性の比較考量では、有効性が優ると断言する。しかし、本委員会は、生物学的実証や疫学的実証が無く信頼性に乏しい意見や報告に基づき、HPVワクチンの危険性が主張されていることを憂慮している。（中略）

前述のように、不十分なエビデンスに基づくワクチンの危険性に関する主張は、安全で効果的なワクチンの使用を中止することに繋がるなど、真に有害なものとなり得る。今日、アルミニウム含有ワクチンが有害であるということや、局所のMMF（引用者注：Macrophagic Myofasciitis ＝ マクロファージ筋膜炎）として認められる接種部位のアルミニウムの存在が自己免疫性疾患と関係しているということ、HPV

DNA断片が炎症、脳血管炎又はその他の免疫反応を引き起こしているということについて、科学的エビデンスは存在しない。

アルミニウムにまつわる疑惑や議論については第五章で詳述する。ともあれHPVワクチンに対するWHOの信頼はきわめて高い。すでに一九九四年には二一世紀初頭の実用化への期待を公にしていたし、いずれ全女性に接種されるようになれば、約六十年で子宮頸がんという病気が撲滅されるとの試算をまとめたこともあった。

声明の冒頭にある加盟国への推奨は、二〇〇九年四月のポジション・ペーパー（公式見解）で示された。WHOは同年六月にメルク・アンド・カンパニー（MSDの米国本社）の「ガーダシル」、七月にはGSKの「サーバリックス」に、それぞれ品質と安全性が統一基準を満たしたとする事前認定も与えている。

WHOはまた、日本の厚労省がHPVワクチンの接種勧奨を手控える方針を打ち出した二〇一三年六月十四日の前日には、「安全性最新情報」を発表。日本国内の動きに言及しながら、〈世界各国で使用が増加しており、他からは同様の兆候が認められていないことから、現時点ではHPVワクチンを疑わしいとする理由はほとんどない〉（子宮頸がん征圧をめざす専門家会議による訳）と結論づけていた。

医師も研究者も、あるいは官僚や政治家でも、HPVワクチンの接種を推進する立場の人びとは、まず例外なくWHOの見解を口にする。WHOが医療の世界のメインストリームでは絶対的な権威とされている証左だが、それで済まされてよいのだろうか。

たとえば二〇〇九年にメキシコやアメリカで発生した新型インフルエンザをめぐり、WHOは初期の段階からその脅威を強調。チリやオーストラリアなど南半球の諸国に拡大した同年六月には警戒レベルを「フェーズ5」から最高度の「フェーズ6」にまで引き上げて、「世界的大流行（パンデミック）」を宣言したのだったが、その後はさほど広がらずに終息した。このため欧州会議のボーダルク保健衛生委員長（当時）が二〇一〇年一月、「偽りの宣言を発した経緯を明らかにさせるべきだ」とする動議を出し、英国やフランスのメディアに「WHO内部のあるグループは製薬会社と繋がっており、（ワクチンを過剰に注文させるため）新型インフルエンザへの恐怖をあおった」などと述べている。欧州会議の調査にWHOは否定で応え、同年八月にはパンデミック宣言そのものが解除されて事なきを得たのだが、疑惑が払拭されたわけではない。

WHOは権威であっても神ではない。加盟各国の政府や医学界は、彼らに何をどう促されようと、それぞれの知見なり基準なりに基づく判断を最優先しなければならない道理だ。

自律神経異常の病態

少なくとも日本の場合、HPVワクチンが定期接種化されていく過程で、このワクチンについて警鐘を鳴らしていた専門家は、筆者の知る限りでは皆無に近い。少女たちの症状は接種の副反応ではないとする主張も含め、医学の世界で多様な議論が展開されるようになったのは、厚労省が二〇一三年六月、全国の自治体にＨＰＶワクチンの接種勧奨を見合わせるよう勧告して以降のことである。

マスコミ的には、この勧告に伴って設置された厚労省の二つの研究班の意見に齟齬があった点が注目された。ＨＰＶワクチン接種勧奨の再開をためらう必要はないとする牛田享宏・愛知医科大学教授（学際的痛みセンター長、整形外科学）と、再開には慎重であるべきだとする池田修一・信州大学医学部教授（脳神経内科学）をそれぞれリーダーとするグループ同士。後者は厚労省の方針と相容れず、研究班を外されたという報道もあった。

池田教授（一九五四〜）に会って話を聞いた。二〇一四年十月二十八日、信州大学医学部附属病院。

「表現には気をつけてもらいたい。私たちも牛田班も、もともと厚労省の公募研究である慢性疼痛の研究をしていました。原因は何か、対処法は何か、と。そこに、この子宮頸がんワクチンの接種後に手足に痛みが出る子がいるので同時に調べてほしいと、厚労省から要請があったのが始まりです。ワクチンの研究をするために班が作られたのではないのですよ。マスコミが何を言おうが関係ありません。私は医者として目の前にいる患者さんの病態を知り、治療法を見いだして、少しでも対応してあげたい、自分の見た真実をインターナショナルに知らしめたいというだけ。厚労省と何か対立したなどとか、まったくないです。マスコミ人事で外されようが、そんなことを気にしていたら、診察にならないでしょう」

とはいえ池田班と牛田班の考え方が異なるのはまぎれもない事実だ。池田教授も因果関係を証明はできていない。正確な分析のためにはもっとケース・コントロール・スタディ（症例対照研究）を進める必要がある、という前提で、取材時点での所見と、そう考えるようになった経緯を語ってもらった。

「患者さんを診はじめたのは二〇一三年の七、八月です。夏なのにみなさん手足が冷たかった。検査室の室温というのは摂氏二十六、七度に保たれているのですが、彼女たちの皮膚温はそれより低い。体温は三十六、七度もあるわけで、普通は手足の皮膚温だって三十三度とか、三十五度はあるものなんです。それで、これはおかしいなと。

大人のCRPSも手足が冷たくなります。それで紫色になって痛くて動かない。たいていは手です。足にくるのはあまり見ません。中年の、痩せた、なで肩の女性に多いですね。頸部の自律神経に負担がかかりやすいからだと言われています。

あの子たちの手足は白かった。白蠟（はくろう）病の自律神経障害に近い。特に足首です。初めて診る症状でした」

――まったく新しい病態ということですか。

「それはわかりません。私は大人を診る医者なので、小児の詳細は。ただ、CRPSというのは基本的に大人の概念で、子どものものではないとは言えます」

池田教授のグループは二〇一三年の十二月までに、HPVワクチンの接種後に症状の出た少女たちの多くに自律神経系の末梢交感神経異常がある実態を突き止めた。信州大のほか北海道大、名古屋大、愛媛大、山口大、鹿児島大の六大学で十二歳から十九歳までの三十二人を診察。このうち二十八人の症状が副反応と見られ、十七人には末梢交感神経による浮腫などの異常が認められた。彼らはその後も診察と研究を進め、二〇一四年夏には日本内科学会の英字誌『Internal Medicine』（電子版）に成果を発表している。この論文は複数の症例を仔細に報告した上で、たとえば次のように述べている。

ＣＲＰＳでは一般的に自己免疫異常が認められないにもかかわらず、ＯＨ（引用者注：Orthostatic Hypotension ＝起立性低血圧）またはＰＯＴＳ（同：Postural Orthostatic Tachycardia Syndrome＝ 体位性頻脈症候群）に付随してＣＲＰＳ－Ｉを持つわれわれの患者は、血漿ノルアドレナリンレベルの減少、ＭＩＢＧ心筋シンチグラムの異常といった神経節への交感神経異常を生じた。ＰＯＴＳは免疫障害と見なされていない皮下細胞線維の変性退化という超微細構造異常がケース3で見られたが、これらすべてが自律神経異常の病態を示している。さらに、ＰＯＴＳは免疫障害と見なされている。集団予防接種と病状の悪化における一時的な関係に基づき、われわれはＨＰＶワクチンがＣＲＰＳ－Ｉ、ＯＨ、ＰＯＴＳという交感神経異常を引き起こす副次的要因となっている可能性を否定できない。（Shun-ichi Ikeda et.al「Peripheral Sympathetic Nerve Dysfunction in Adolescent Japanese Girls Following Immunization with the Human Papillomavirus Vaccine」より。拙訳）

「七割ぐらいの子がよくなってきている」

第一章で紹介した日本医師会と日本医学会の合同シンポジウムにも、池田教授は参加し、同じ趣旨の発言をしている。思春期の少女が目まいや立ちくらみに襲われる場合、「起立性調節障害」と呼ばれる自律神経機能失調と診断されることが多い。疾患ともいえない生理的な反応の一種とみなされがちなのだが、HPVワクチンの副反応が疑われる患者たちには、これとは異なる「POTS」が表れていた者が少なくなかった。

明らかな血圧低下がなく、一方で心拍数の激しい増加を伴う。POTSの原因も明確にはなっていないが、ウイルス感染の先行など、自己免疫の関与を想定した先行研究があり、またCRPSと同様に、認知機能の低下や不随意運動を起こす場合もあることが報告されている。

「だから、ワクチンの成分が関係しているのかもしれないと、私は考えたわけです。POTSが突然、何の原因もなく出てくることはなさそうだと」

——脳に異変が起きてしまっているのではないかという不安に苛まれている少女や親御さんもたくさんいます。末梢交感神経の異常は、脳にはどう働いているのですか。

「脳の病態はまだわかっていません。末梢神経の変化は電子顕微鏡で見ることができますが、脳はそう簡単にはいかない。『WAIS-Ⅲ』という非常に精密な知能検査をすると、明らかにIQが低くなっている子はいます。私たちは患者さんの脳のスペクト（単一光子放射型コンピュータ断層撮影）とＰＥＴ（Positron Emission Tomography ＝ 陽電子放射断層撮影）によるグルコース代謝を併せて検討していますが、現時点では、高次脳機能障害ではないかとは言えても、では脳で何が起きているのかまでは、すぐにはわからないのです」

――でも先生は、末梢交感神経の異常に対しては、相当に改善させることもできていると聞きました。どのような治療なのですか。

「まずは手足の血流がよくなるような血管拡張薬です。総合ビタミンの点滴や、いくつかの対症療法を組み合わせています。だけど薬を与えたら元どおりになっちゃった、というわけにはいかない。ゆっくりと、です。これまでは七十二人の患者さんを診てきました。七割ぐらいの子がよくなってきているとは言えますが、フォローできていない子もいます。何をやってもよくならないという子も」

――厚労省は「心身の反応」だとする立場をとっています。この議論にはみるべきものがあるのですか、それとも問題外なのでしょうか。

「精神科領域は不得意なのでわかりませんが、私は『器質的な障害がある』と言いました。英語ではOrganic Change（病理学的・解剖学的な異常によって引き起こされる疾患）。ところが厚労省は、Organic Change イコール治らない病態というふうにとらえている。だから器質的ではなく心身の反応、心の問題だ、ワクチンに大きな副作用はないという論法を強調したかった。

でも私は、器質的な変化イコール治らないとは考えていない。たとえば胃潰瘍は胃の粘膜が壊れてしまうのだから、明らかに器質的な障害です。でも薬を飲めば戻ってくる。原因を取り除いて、しっかり治療してやれば、末梢神経だって、枝を伸ばしてきて、治るはずだ。厚労省にはそのことも説明しましたが、理解してもらえませんでした。それから、もうひとつ大事なのは、逆に、心身の反応イコール治るわけでもないということです」

――長年の医師生活で、今回のように、従来の常識がひっくり返るような状況を経験されたことはありますか。

「あまり的確な答えではないかもしれませんが、二十年ほど前までは診断さえできなかった遺伝病の病態が、今では遺伝子解析で正しくわかり、治療もできるようになったということはあります。私が専門にしていた遺伝性アミロイドーシスも――手足に激痛が走って、周期的に吐く、ヒステリーだと言われた病気ですが、これも肝臓で異常なタンパクが作られるのが原因だとわかったので、生体肝移植をやってみた。それで治療したら、治っていくわけです」

――HPVワクチンの問題でも、何らかの遺伝子が関わっている可能性が……。

「あると思います。同じワクチンを打っても、副反応が出る人と出ない人がいるのですから。ただ、遺伝子というのは星の数ほどもあるので、よほど絞り込まないと、解析はできません。というより、おそらくもう、原因になりそうな遺伝子は調べられているはずです。だけど、そこじゃないんだと思う。医学用語ではSusceptibilityと言うのですが、感受性。遺伝的な感受性の違いです。

みなさんもよくご存じの、乳幼児突然死症候群、ありますね。あれも実は、食物アレルギーの特殊なものだった可能性が高いんです。だから今は、小麦でも学校が注意するでしょう。私が医者になった頃には何も教えてもらわなかったけど、今はわかってきた」

——先生の現在の研究には、遺伝子の検査も含まれているのですか。

「ノーコメントです。今のはあくまでも一般的に、そういうことがあるのではないかということ」

——最後に、池田先生は二〇一四年の九月に長野市で行われた日本線維筋痛症学会のシンポジウムにも参加されて、このワクチンの副反応問題について発表なさいました。西岡久寿樹理事長のスタンスに共感されたということでしょうか。

「そうじゃありません。私は医者だから、話をしてくれと言われて、断る理由がなければ話すというだけです。西岡先生のグループでもない。私は一匹狼です」

——ありがとうございました。

不快な感覚・情動体験

牛田享宏教授（一九六六〜）には二度会った。初めて愛知医大を訪れた二〇一四年八月二十日の取材は、そもそも痛みとは何なのか、という一般論の講義から始まった。

「ここのところをわかっていただかないと、ものすごく空虚な議論になってしまいますので。わが国の医療が遅れているのは、本質的なものの考え方が、生物医学的モデルからどうしても脱却できないという点に尽きると思うのです。私自身、二度も交通事故に遭い、そんなこともあって整形外科に進んだのですが、長い間、メカニズムベースの研究をしていました。原因を調べて治療する。神経を圧迫している骨を削り取る手術を千回はやってきた。ブロック注射も打ちまくりました。

でも、そんなことだけで治るわけはないんです。圧迫は除けても、組織が死んでしまっていたり、何よりも、人間が体に変調を来す原因というのは、あまりにも多様なんですよ。特に大きいのは遺伝の要素です。たとえば薬指が長い女性は変形性膝関節症になりやすい。そうでない人の三倍ぐらいの高率です。胎児のときのテストステロン値だとか、そういうことで規定されているんですね。

脳の問題が大きいのももちろんです。痛みには定義がありまして、国際疼痛学会によると、〈実質的または潜在的な組織損傷に結びつく、あるいはこのような損傷を表す言葉を使って述べられる不快な感覚・情動体験である〉。重要なのは、感覚体験と情動体験と両方あるということです」

――情動体験というのは？

「つらいとか、苦しいということです。だから、おかしなことになる。嫌な奴に叩かれたら腹が立つし、苦しむことになるけど、相手が好きなおねえちゃんだったら嬉しい、なんて具合に、同じ刺激でも変わってくる。国際疼痛学会ではマゾヒストの研究までやっています。痛みの本質に近いところがあるからです。

骨折したあと、骨はくっついたのにまだ痛いという人がおるわけです。だから機能的な痛み（病理学的・解剖学的には異常が見当たらないのに症状が表れる疾患）をきちんととらえていかなくてはならない。HPVワクチンの件で厚労省がいっている『心身の反応』というのも、そういう意味です。気のせいだなんていうのとは、まったく違う」

――でも現実に、異常は起こっています。

「動物実験では、脚をギプスで固定しておいたラットは、尻尾を突っつくと痛がるというデータが出てきます。そんなラットの脊髄を切り出すと、ミクログリア（中枢神経系で免疫や異常代謝物の回収などを担う細胞）が活性化したりする。固定しなかったラットはもちろん、そもそも痛がりもしない。ストレスだけでも脳が反応しているということですね。人間も人によって、いわゆる身体表現性障害とか、ヒステリーと呼ばれるような、身体化しやすい一群がおられるのです。

私も若い頃、顎が痛いという患者さんに、教授に言われるままブロック注射をしたところ、手足が動かなくなり、白血球が増えて、失禁までするようになってしまったことがあります。これはえらいことをした、脊髄にでも突き刺したか、雑菌が混ざったのかと不安になっていたら、お身内に不幸があって、何事もなかったかのように歩いて帰っていった。何のこっちゃというようなことが、臨床の現場には、いくらでもあるんです」

――昔は「ヒステリー」の一言で片づけられていたのでしたね。

「器質的な疾患との違いをうまく説明できないと、患者さんを激怒させてしまいます。精神科を中心に、そういう方をうまく乗せていくアプローチがやられてはきたのですが、最近は科学的に、たとえばPTSD（Post Traumatic Stress Disorder ＝ 心的外傷後ストレス障害）の患者には海馬の萎縮が見られることなど、いろいろわかってきた部分もある。慢性腰痛でも灰白質――脳の密度が低下します。そういった成果と臨床を結びつけ、よい方向に持っていくための仕掛けがないので、今みたいな問題になっている、ということがあります。

ですからHPVワクチンの接種後に、器質的な、形態学的な変化が起こってもおかしくはない。ただ、そこにはいろいろな理由が働いているのであって、ワクチンとだけ一対一で対応させようとするから、たぶん、ちょっと無理があるのではないでしょうか。

二〇〇〇年頃でしたか、慢性痛の患者さんをMRIに入れて、ビデオを見せたことがあります。その人の痛い部分をつついている映像でした。健常者には何でもないんですが、慢性痛がある人は脳の前頭前野とか帯状回など、情動系の器官がめちゃめちゃ反応する。疑似体験になるんですね。こういう実験を繰り返していくうちに、私は昔の整形外科医のような、痛みを頭に伝わらないようにするという発想だけではダメなのだ、と考えるようになりました。

梅干しを見たら唾が出る、というのと同じです。でも、それ、見ても出んようにするって無理でしょう。できるとしたら、記憶をなくすみたいな感じに近い。話を慢性痛に戻すと、ムチ打ち症の概念のない国では、追突されても痛みが続かないと聞きます。リトアニアとかギリシャとか」

解離性障害

――結局、痛みとは脳みその側の問題だということになるのですか。

「そう思います。厚労省の慢性痛の研究事業でも、ターゲットは頭と体の全体です。つまり学際的なアプローチ。アメリカでは一九六〇年代に神経内科と整形外科のグループ治療がスタートしていますが、日本ではこの愛知医大に痛み学の熊澤孝朗先生が赴任してこられた二〇〇二年頃からの取り組みですから、だいぶ遅れています。

海外ではもう、フォーカシングとか、マインドフルネスなどの療法が取り入れられていますね。痛みをとりあえず受け容れて、気持ちを楽にすることから、という。ミャンマーでは瞑想ですよ」

――なんだか東洋医学みたいな話になってきましたね。

「東洋の国のくせに、どうしてやらないのかとよく言われます。日本はまるっきり西洋医学で、原因を取り除いたら治る論ですから、なかなか変えられないのかな」

HPVワクチンに関する牛田教授の見解は、すでに明らかだ。ただ、接種した少女たちが悩まされている症状は痛みだけではない。彼はこの点をどう説明するのか。

「ワクチンが身体化症状のトリガーになったかどうかと考えると、可能性はある。すごくあると思うんです」

——少女たちのなかには、歩けなくなって車椅子だとか、記憶ができなくなったという子もたくさんいますが。

「それは中核的な一部の人たちの話だと思います。記憶できないというのは、私の認識では、解離性障害ではないか。どこからどこまでが原因なのかわからない。器質的な原因がまったくないとは考えていませんし、何かあるからトリガーになって起こってくるのでしょうが、トリガー以上に反応が出てきてしまう状態ですから、説明がすごく難しい。精神科の概念に入っていく部分がありますから。学会の疾患分類もどんどん変わりますしね。

私が言いたいのは、確かにメカニズムがあるから症状が出る。ですがメカニズムに対応するに当たっての生物医学的な方法は確立されていないので、ナラティブというか、こういうふうにしたらいいんだよみたいな方向からポンと乗せてあげる技術のほうが、現実的には重要ではないかということなんですよ」

ちなみに「ナラティブ」とはＮＢＭ（Narrative based Medicine）のことを指している。「物語と対話に基づく医療」と訳され、患者の語る疾患に至った経緯や背景、人間関係、考え方などに医師が耳を傾け、全人的（身体的、精神・心理的、社会的）に対処しようとする臨床手法だ。近年は精神科の領域にとどまらず、とかく統計学的なＥＢＭ（Evidence-based Medicine＝根拠に基づく医療）に偏りがちで、複雑な人間存在とのギャップが生じやすい医学の欠点を埋められるのではないかとの期待も大きい。

「解離性障害」については、厚労省のサイト「みんなのメンタルヘルス」を引いておこう。それによれば、

私たちの記憶や意識、知覚やアイデンティティ（自我同一性）は本来1つにまとまっています。解離とは、これらの感覚をまとめる能力が一時的に失われた状態です。たとえば、過去の記憶の一部が抜け落ちたり、知覚の一部を感じなくなったり、感情が麻痺するといったことが起こります。ただ、解離状態においては通常は体験されない知覚や行動が新たに出現することもあります。異常行動（とん走そのほか）や、新たな人格の形成（多重人格障害、シャーマニズムなど）は代表的な例です。（中略）こうした症状が深刻で、日常の生活に支障をきたすような状態を解離性障害といいます。原因としては、ストレスや心的外傷が関係しているといわれます。この心的外傷には様々な種類があります。災害、事故、暴行を受けるなど一過性のものもあれば、性的虐待、長期にわたる監禁状態や戦闘体験など慢性的に何度もくりかえされるものもあります。

そのようなつらい体験によるダメージを避けるため、精神が緊急避難的に機能の一部を停止させることが解離性障害につながると考えられています。

としている。厚労省のサイトはこのあと、WHOのガイドラインに沿ってカタレプシー

（蠟屈症）、解離性昏迷、離人症、解離性てんかん、ヒステリー性運動失調症、ヒステリー性失声症、失立、心因性振戦、解離性痙攣、憤怒痙攣、心因性難聴、ガンサー症候群、急性精神錯乱、心因性もうろう状態、反応性錯乱、非アルコール性亜急性錯乱状態などの諸症状も列挙。次のように続けている。

これらの解離性の症状は、それを周囲に理解し、信じてもらうことが困難な場合も少なくありません。とくに疾病利得が絡んでいる場合には、詐病ではないかと疑われることもあります。また専門医でも、その診断が難しいケースもあります。（中略）

解離性障害の症状の多くは、ある程度の時間を経れば自然に解消されるか、別の症状へ移行するのが一般的です。早い段階で、催眠や暗示によって、解離性の健忘や、失立、失声、麻痺等を解消することは効果が期待できないだけでなく、症状を悪化させることもあります。安全な環境や自己表現の機会を提供しながら、それらの症状の自然経過を見守るという態度も重要です。

ワクチンの成分がトリガーか

話をすればするほど、しかし、筆者にはある仮説が頭から離れなくなっていった。牛田教授はHPVワクチンの接種勧奨について、信州大学の池田修一教授とも、東京医科大学の西岡久寿樹教授とも、正反対の結論を導いている。だが接種後の少女たちが悩まされ続けている症状に対する見立てそのものは、アプローチの方向性が異なるだけで、さほどの差はないのではないか――。

――と、いうようなことを考えたのですが。

「ええ、ほぼ同じやと思ってます。西岡先生は、脳に炎症が起こっているという感じの論拠で話される。私が言ったミクログリアの活性化なんていうのも、脳の炎症だととらえられないことはない。いや、むしろ西岡先生はこのことを突き刺しておっしゃっているわけですね。

ただ、だからワクチンと一対一対応で脳の炎症が起こったんだという、インパクトのある表現が、目下の問題の解決に適切かどうかということ。脳に炎症といわれれば、当然、ではその炎症を治せという論法になるわけです。子どもさん本人は嫌だと言ってるのに、お母さんが『髄液を取ってくれ』とか。ステロイドの治療が中心になってくるようだと、それもやりすぎだと思うところがあるんです」

――それぞれのご専門によって、重視するポイントが違う。牛田先生も、ワクチンに問題がないと言っているわけではありませんものね。

「ないとは思いません。痛いし。少なくとも。

ワクチンというのは、インフルエンザでも何でもそうですけど、免疫応答をわざわざ誘起するものですから、細胞がガーッと活性化するのは当然なんです。痛みも当然ありますが、ＨＰＶワクチンの場合、痛みだけでなく、成分がトリガーになったということも言えると思います。それがアレルギー反応を起こしたということなのかもしれません。

極端な言い方をすれば、原因はどちらでも構わない。困っている人がいたら助けたい。それには私たち以外に集約的にできるチームはないのだから、やるしかない。それだけです」

別れ際の牛田教授の言葉が、筆者の耳にいつまでも残った。「ワクチンの成分がトリガーになったのかもしれない」。このような見立ては、彼や厚労省の立場と矛盾しないのだろうか？

再度の取材を申し入れた。一カ月あまりを経た二〇一四年九月二十七日、東京・新宿。

——先日の炎症についてのお話を、もう少し詳しくお聞きしたいのです。

「ご本人がずっと痛くて、その記憶で、メモリーによって起こっているような問題であっても、実際に脳のなかのサーキット（回路）は回っているわけじゃないですか。ではどの物質が動いているのかを追いかけ、それを止めれば痛みも止まる、という発想が、どこまで有効なのだろうかと、現在の私は考えているのです。

たとえばＰＴＳＤの患者さんなら、脳がもう小さくなってしまっている。横断歩道を見ただけでも事故を思い出して震えるとか、眠っていてもフラッシュバックで目が覚めるとか、そんなときには当然、脳内の変化はありますよ。それでニューロトランスミッター（神経伝達物質）が、グリアだとかインターロイキン６だとかが出ているというのは構わないんです。脳が機能変化を起こしているというのもいい。人間が生きている以上、そういうことは当然にして起こることだから」

――それを炎症と言い切ることがよくないのだ、と。

「やたらと使われるようになりましたからね、このワクチンの件に限りませんが。どうしても、そういうふうに強調したほうがインパクトがあるものですし。

私が気にしているのは、スティグマタイズというか、患者さんに対するレッテル貼りになりはしないか、ということなんです。あなたは何とか病ですよと言うと、その人はそれだけでダメージを受けてしまいますので」

――でも、逆に病名をつけられたほうが落ち着くという場合も。

「そうそう。人間というのは身勝手なものですから、そこのところをどうハンドルするかというのが、お医者さんの引き出しの一番重要な部分ではないかと、私は思います。すべてがクリアに、ゼロか一〇〇か、などということはありませんし、われわれは常に外側のものに振り回されて生きているわけですから」

――HPVワクチンの成分も何かのトリガーになったのでは、と牛田先生はおっしゃいました。それは、でもその成分が脳に届いておかしくなった、という意味ではないのですか。

「はい。トリガーというのは何でもいいんです。ですから痛くない成分にできたら、副反応といわれる症状も減るかもしれません」

――注射の痛みというのは、針や打つ部位だけの問題ではないんですか。

「実験されたらよくわかると思いますよ。生理食塩水を打ってもどうということはありませんが、蒸留水を打ったら死ぬほど痛い。私も自分自身でやってみたことがあります。私が言っているのはそういうことです。浸透圧の問題」

――くどいようですが、問題はあくまでも痛みである、と。ワクチンの成分で注射の痛みが増したのがいけないのであって、成分が体のなかでストレスを招き、症状になって表れたというのではなくて、という理解でよろしいのでしょうか。

「一番重要なご質問だと思います。痛みだけでも説明はつきます。ですが、ワクチンの成分が体内に入ったことで、何らかの応答を誘発しやすくしている、というふうなことは、あるかもしれませんね。とはいえ、痛みの反応で動く神経伝達物質と、アレルギー反応で動く神経伝達物質とはきわめて近いので、どこからどこまでがどちら、などということは、たぶん、どれほど調べても出てこないと思いますけど」

――今のお話は、ＨＰＶワクチンの成分を見たときに、「あ、この成分だとそういう可能性もあるな」ということではなくて……。

「ええ、一般論です」

議論は禅問答の様相を帯びはじめてもいるかのようだ。それでも牛田教授は、ＨＰＶワクチン接種勧奨を早期に再開すべきだとするスタンスを崩さない。慎重派との共通認識を深めていくような話し合いは不可能なのだろうか。

――難しいですか。

「見ているものは同じでも、持っていきたい方向性が違うのだと思うのです。これは、どちらが正しくて、どちらが正しくないという問題ではないです。私自身はやはり、予防医学の方向に行きたい。

ＨＰＶワクチンの接種勧奨を中断したままでは、日本はますます出遅れていきます。ＷＨＯでも完全に、ああ言っているじゃないですか。私などはニューヨークに行ったとき、『子宮頸がんは日本の風土病やなあ』みたいな感じで言われて。世界の見方はそうなんでしょう。ただ、これ以上は私の言うべきことでも、考えることでもないと思っていますが」

――ありがとうございました。

牛田教授のグループは二〇一四年七月に開かれた厚生科学審議会「予防接種・ワクチン分科会副反応検討部会」と薬事・食品衛生審議会「医薬品等安全対策部会安全対策調査会」の合同会議で、それまでに診察した副反応を訴える患者たちのうち、三分の二のケースで症状を改善させることができたと報告していた。受診者の合計百六十二人のなかで、ＨＰＶワクチン接種との関係を否定できない者が百十二人。治療の経過が判明している七十人のうち四十七人で痛みが改善したという。二十二人は変化がなく、一人は悪化したという。

よくなってきている少女と保護者への面会と仲介を牛田教授に申し入れ、快諾を得たが、なかなか調整がつかない。本書の締切りに間に合わなかったのが残念だ。

第五章

国際的スキャンダル

南米コロンビアを襲ったパニック

二〇一四年の八月、南米コロンビア北部の小都市エル・カルメン・デ・ボリバルが、パニックに襲われた。現地からの報道によれば、メルク社のＨＰＶワクチン「ガーダシル」を接種した少女たちが次々に倒れ、嘔吐や痙攣などの重篤な症状に悩まされているというのである。正確な人数は把握されていないようだが、数十から数百の単位で、市内の病院はパンク状態に陥ったという。

コロンビアの各地では数年前から、同様の症例が相次いでいた。予防接種を勧めた国を相手どった訴訟も多く提起される状況のもとで、パニックは起こった。

原因の特定は難しい。ファン・マヌエル・サントス大統領は、ワクチンの安全性に問題はないとし、現地の騒動は「集団で暗示にかかった現象」だと述べている。だが一方、カルタヘナ高等裁判所は三カ月後の十一月、接種後の妊娠中に症状を訴えていた十五歳の少女メイリル・ポンセさんの裁判で、大要次のような判決を言い渡した。

裁判所は、ワクチン接種による副反応と子どもの病態との因果関係を明らかにはできなかったものの、エル・カルメン・デ・ボリバルには、未成年のメイリル以外にも数百人の少女が同様の症状に苦しんでいる重大な事実があると分析した。したがって保健省、ヘルスサービス提供者および保健局に対し、学際的医療グループを通じてパピローマウイルスワクチン接種後の副反応がメイリルとその娘の健康状態に起こった

ことに関連があるかを確定するよう命令する。(判決文の概要を現地の関係者に英訳してもらったものの拙訳)

原告側代理人のモニカ・レオン・デル・リオ弁護士は、この訴訟をビジネスとしてのみ引き受けたのではない。彼女の娘もまた、やはりHPVワクチンを接種したのちに重い症状に苦しんでいる。筆者はレオン氏への電子メールによるインタビューを試み、二〇一五年一月、丁寧な回答を得ることができたので紹介したい。

――判決をどう受け止めていますか。特に大統領のコメントとも照らして。

「メイリル・ポンセさんは、カルタヘナの診療所で帝王切開によって出産しました。彼女とその娘はのちのちも、頭痛や頻脈、手足の無感覚といった健康被害に対する総合的な治療を受けていません。だからこそ下された、憲法にある未成年者の基本的人権に基づいた保護命令なのですが、これはエル・カルメン・デ・ボリバルだけの問題ではないのです。私が担当した私の娘を含む八人の少女への総合的な治療を求める首都ボゴタでの訴訟は退けられましたが、以下の命令が言い渡されました。

『二カ月以内に、ワクチン管理に関する計画表が計画どおりに進められているかを調査する。症状が続くなら、健康状態を回復させるため、保健省と協力し、医療管理・社会経済的・精神的サポートを少女たちに対して行う。少女たちに対する適切な科学的調査を続け、かつ原告によって申し立てられた症状の原因を調査する……』

私は控訴しました。判決の対象にもされていなかった、十人を超える子どもたちへの総合的な治療を求めて。政府は現在、エル・カルメン・デ・ボリバルの少女たちの状況について、『アウトブレイク・レポート』と呼ばれる報告書をまとめていますが、他の地域の数百人の少女たちの症状との因果関係を否定し、心因性の現象だと決めつけています」

——この問題に取り組むことになった個人的なバックグラウンドを。HPVワクチンや製薬企業、政府、WHOに対する思いも、ぜひ。

「エル・カルメン・デ・ボリバルは小さくて、南米の国によくある複雑な状況にあります。でも子どもたちは学校でよい教育を受け、住民には雇用の選択肢があり、そしてコロンビアの他の地方と同様の貧困があります。私はボゴタのワクチンで発症した少女の母親として、またコロンビア全土の三十人前後の少女を代表する弁護士として、ワクチンによる疾患が事実で、発作・消化システムの混乱・疲労、脚の無感覚、麻痺、ミエリン鞘、破損疾患などの複雑な症状が生じるという、少女たちと大人たちの臨床記録に基づいて証言します。

ボゴタの病院で線維筋痛症か他の免疫疾患かで診断が割れたまま四カ月も入院し、現在は故郷の内科医に〝想像上の疾患〟だと決めつけられて保健システムから外されてしまった子がいます。ICU（集中治療室）で死にかけた十八歳の子も。私はボゴタ、ブカラマンガ、メデリン、バランキヤなどに住む少女たちの医療記録も所持しています。だから……」

――目下の状況を、もう少し詳しく教えてください。

「政府がHPVワクチンの問題に注目するようになったのは、いま十五歳の私の娘が、二〇一三年一月に接種したワクチンで副反応を生じたからです。私がよかれと思って受けさせたものでした。製薬会社は何も声明を出していません。アメリカではワクチンの製造者を保護する法律があり、訴追もされない。大企業は守られているのだと思います。

裁判を求める者を沈黙させるために、政府の姿勢は強硬です。彼らは少女たちを守ろうとする弁護士たちをカルメン・デ・ボリバルに集団ヒステリーを招いた犯罪容疑者として、国家検察機関による捜査まで進めている。危機的状況です。真実を語りたい人を追いつめていくやり方には、無力感も抱かされてしまいます。でも、それでも私は、あらゆる妨害に屈せず、少女たちを守るため、自由のために、憲法に基づく正義の最高の主体であるコロンビア憲法裁判所が、未成年者たちの病態がワクチンによって引き起こされたものだと裁定してくれることに希望をつなぎ、主張し続けていきたいと思います」

エル・カルメン・デ・ボリバルで発生したような現象は、実はそれほど珍しいものではない。二〇〇一年に麻しんワクチン・キャンペーンが行われた韓国では、釜山（プサン）市や南陽州（ナムヤンジュ）市の小中学生らが集団発作を起こしている。HPVワクチンをめぐっても、世界で最も早く定期接種化されたオーストラリア第二の都市・メルボルンにある女子校で、二〇〇七年五月、集団接種を受けた十二歳から十七歳までの七百二十人のうち二十六人がめまいや動悸、失神、卒倒、脱力、失語症などを発現。四人が病院に搬送された。

多くの場合は「集団ヒステリー」として処理され、大事に至ったとは伝えられていないが、真相は不明のままだ。なおオーストラリアのHPVワクチンに対する姿勢はその後も変わらず、二〇一三年には男性の接種にも公費が助成されるプログラムがスタートしている。

他のワクチンと同列で論じられない

「子宮頸がんのワクチンに副作用などない。騒いでいるのは日本だけだ――」

HPVワクチン接種後の症状に苦しむ少女やその保護者たちが、しばしば投げつけられてきた典型的な非難である。二〇一四年一月に厚生科学審議会「予防接種・ワクチン分科会副反応検討部会」と薬事・食品衛生審議会「医薬品等安全対策部会安全対策調査会」の合同会議が、諸症状はワクチンの成分とは関係のない「心身の反応」だとする判断を示した際にも、海外の症例はいずれも「発症時期等々に統一性がなく、単一の疾患が起きているとはみなされていない。したがって、ワクチンの安全性の懸念とはとらえられていない」と、桃井眞理子座長が述べていた。

しかし、けっしてそんなことではない現実は、たとえば第一章に詳述した日本医師会と日本医学会の合同シンポジウムで、デンマークの病院に招かれ、かの国の医師たちと共同研究を始めることになったと語った西岡久寿樹・東京医科大学医学総合研究所所長の報告で明らかだ。このシンポジウムでは、しかも、次のようなエピソードも披露されていたのである。

倉根一郎・国立感染症研究所副所長の、「予防接種・ワクチン分科会副反応検討部会」委員としての発言だった。第一章では紹介していない。

「実はこの平成二十六（二〇一四）年二月、子宮頸がんワクチンに関する意見交換会というのを行いました。海外からもお二人、リー先生とオーシエ先生にご発表いただいております」

正確には倉根氏ら副反応検討部会の公開ヒアリングの位置づけで、定例会議のある日の午前中に、東京・新橋の航空会館大ホールで行われた。なぜかフルネームと肩書が省略された「リー先生」と「オーシエ先生」はそれぞれ、シン・ハン・リー・米ミルフォード医学研究所所長（元イェール大学准教授＝病理学）、フランソワ・ジェローム・オーシエ・仏パリ大学教授（神経筋肉病理学）のことである。いずれもHPVワクチンの安全性に懐疑的な研究者だ。倉根氏はそこでのやり取りを振り返り、彼らの説を一蹴してみせていた。

「オーシエ先生は、MMF――マクロファージ筋膜炎という概念について発表なさいました。かねてワクチンの接種部位にアルミが集積し、マクロファージ（白血球の一種。侵入した異物を捕食して消化する。大食細胞などともいう）浸潤と組織学的変化が起きることがあるとの報告がされている、HPVワクチンにもアルミニウムが含まれているので、こういうことが（接種後の少女たちが訴えている）全身の症状に繋がっているのではないかという主張でございましたが、参加された専門家の意見の概要は以下のとおりです。

『アルミニウムが含まれるワクチンは世界で八十年以上も使用され、安全性が確認されている。MMFを主張するグループは主張の内容が頻繁に変わっている、また局所のMMFという病変が全身の病変を引き起こすという根拠はない』

一方、HPVワクチンに含まれる（HPVの）DNA断片が副反応の原因であるとするリー先生の主張がございました。これに対しては、『ご研究には対照群がないので、この段階で因果関係を述べるのは適切でない。またDNA断片はごく微量で全身に影響を及ぼすとは考えられない、いくつかの仮説が積み重なって結論に至っており、なかなか信憑性がないのではないか』というのが、参加された先生方の多くの意見でございました」

二〇一四年二月当時、パリ大学のオーシエ教授は、参議院の自民党政策審議会にも招かれていた。はたしてHPVワクチンを推進する側からの評判は最悪である。出席した古川俊治参議院議員は、筆者の取材にこう語った。

「メチャクチャ言ってたね。あまりに非サイエンティフィックでびっくりした。反論する時間もない一方的な議論だったので腹が立ちます。悪いけれど、わざわざ日本に呼んでくるほうがどうかしていると思います。お金まで払って」

オーシエ、リー両氏の来日は、山谷えり子参議院議員と、堺春美・元東海大学教授（一九四〇～。現・社会福祉法人みやぎ会理事・介護老人保健施設「とわだ」施設長）の強力な推薦で実現している。山谷氏のスタンスは第三章などで触れた。ウイルス学や公衆衛生学を専攻する堺氏は、本来、むしろ確信的な予防接種推進論者として知られてきた。厚労省の各種審議会委員を歴任し、一九七五年の刊行以来、版を重ねてきたロングセラー『予防接種の手びき』の共著者でもある。

その堺氏が、ことHPVワクチンについては強い疑念を示している。意見交換会では、厚労省に寄せられた副反応報告に独自の分析を加えた結果、あまりの激烈さと多様さに驚かされたとする旨の発言も行った。

重大な意味があると受け止めざるを得ない。彼女はしかも、やがて二〇一四年六月、長く務めていた日本臨床ウイルス学会の総務幹事職を、突如として辞任する挙に出ている。彼女が発行人だった学会誌『臨床とウイルス』の編集方針をめぐってひと波乱あったらしいというのが定説だ。

筆者は当然、堺氏本人への取材を望んだが、丁重に断られた。ある学会の取材中に姿を見かけたので声をかけ、「他のワクチンと同列で論じられるべきではない。HPVワクチンは危険すぎます」などとする話も聞き、好感触を得たので再び正式に取材を申し込んだものの、やはりかなわなかった。

免疫増強剤アジュバント

日本の予防接種当局には顧みられなかった議論を、しかし、格別に重視している国がある。オーシエ教授の母国であるフランスだ。彼らの国民議会（元老院とともに二院制を構成）は二〇一四年五月二十二日、二つのミーティングを持った。

午前中は医療事故の被害者団体「E3M」が主催する「アルミニウムとワクチン――国際的な専門的意見はわれわれに行動を促している」。午後は国会議員で構成され、市民参加型のテクノロジー・アセスメントの性格を有する「科学技術の評価のための議会オフィス」（OPECST）の「ワクチン補助剤――議論すべき問題か否か?」。いずれも具体的にはワクチンに添加される「アジュバント」と副反応の関係をテーマにしていた。

アジュバントはワクチンの効果を高めるための免疫増強剤だ。その発想は一九一〇年代に遡る。以来、多くの種類が開発されては淘汰されており、歴史的には弱毒化された結核菌や百日ぜきの死菌が用いられたこともあったが、どちらも安全性に課題が残り、現在はアルミニウム塩を使ったものが幅広く利用されている。

ところが一九九〇年代以降、このアジュバントが原因ではないかと疑われる症例が世界各国で目立ちはじめた。湾岸戦争に従軍し、大量の炭疽菌ワクチンを接種された兵士たちが帰還後、慢性的な疲労感や痛み、記憶障害などに襲われた「湾岸戦争症候群」。各種の自己免疫疾患。フランスの病理学者ジェラルディ氏らが、筋力の低下や慢性疲労、関節痛などに悩む患者五十人の筋肉を顕微鏡で観察したところ、筋膜にマクロファージが集積していて、かつ全員が発症前にアルミニウム・アジュバントの含まれるワクチンを接種していたという「マクロファージ筋膜炎」……。共通項が多いのに別の病名では不都合だと、イスラエル・テルアビブ大学のイェフダ・シェーンフェルド教授（臨床免疫学）が、これらの病態をASIA（Autoimmune/Autoinflammatory Syndrome induced by

Adjuvant ＝ アジュバント誘発性自己免疫／自己炎症症候群）と総称すべきだと提唱したのは二〇一一年のことである。

前出の堺春美氏は、『臨床とウイルス』の二〇一三年十二月発行号に寄せた論説「アジュバント」に、こう書いていた。

生体は接種されたワクチンに対して炎症反応を起こす。ワクチンを異物と認識するから生体は免疫状態を獲得しようとする（獲得免疫）ので、異物でなければワクチンとしての意味がない。（中略）アジュバントは自身が異物であると同時に生体の炎症反応を増強させる（副反応を増強させる）という二重の役割を演じている。アジュバントは本来ワクチンの効果を高めるための物質であるが、同時にワクチンの副反応を増強する作用を有する。

アジュバントがアルミニウム塩である場合の危険性が、国際的には一九七〇年代から知られていたアルミニウムの神経毒性との関係とどう関わってくるのかは明瞭でない。この金属元素の化合物が含まれる透析液を注入される腎臓病患者にアルツハイマー病が多く発生したことが関心を集め、日本でも九〇年代にはアルミ鍋は安全か否かといった論争にまで発展したものの、なんとなくウヤムヤに終わっていた。

フランス国民議会で開かれた二つのミーティングはいずれも、ＨＰＶワクチンのアジュバントに使われているアルミニウムに注目していた。終了後の記者発表資料によると、午前中のE3M主催の会合では各国の研究者がその毒性についての新しい知見を報告し、参加した議員らが、「アルミニウムの脳内への蓄積の影響に関する研究を大規模に支援すること」「これらの研究が成果を挙げられないまま終わるのでない限り、アルミニウムが含有されたワクチンの利用を促進しないこと」などを政府に要求することを決めた。

OPECSTによる午後の会合には、やはり来日したシン・ハン・リー・米ミルフォード医学研究所所長も出席して、発言の機会を与えられた。HPVワクチンの副反応はウイルスのDNA断片からも導かれているのではないかとする彼の研究は、メルク社の「ガーダシル」を対象にしている。ジョルジュ・ポンピドー欧州病院でウイルス研究所の所長を務めるベレック教授がこの報告を受け、「まさに残留汚染だ。おそらくは製造工程に関連する。リー博士の研究のように、このDNA残留物とアルミニウム・ヒドロキシホスフェイト硫酸塩との相互作用が起こるのだとすれば、あらゆる点で異常なことである」と述べたという。

最後はジャン・ルイ・トゥールルーヌ氏の言葉で締めくくられた。フランス南部のローヌ地方を代表する国会議員で、医学部門の指導的立場にある人物である。公開されている映像の音声を日本語に起こしてみよう。

「みなさんがここで問題にしたワクチンと補助剤（アジュバント）の研究の多くは従来、製薬企業の研究所内の、多種多量の製剤を売るためのものにとどまっていた。これからは公的な研究を進めていかなくてはならない。

しかも政府の資金によって、財政的に独立した研究だ。国民大衆に支えられた、いかなる利害関係とも無縁の研究のためには、可能な手段がすべて統合され、これまで以上に重要な社会的な反応についても分析する必要があると信じる。われわれの持てる想像力とインセンティブのすべてを今後の研究に注げば、もっと有益で、かつ危険の少ない振る舞いを続ける方法を見いだせるであろう」

ミョウバンやベーキングパウダーの主成分

アジュバントの問題には、日本でも西岡久寿樹氏の「子宮頸がんワクチン副反応原因究明チーム」が熱心に取り組んでいる。前出のイェフダ・シェーンフェルド教授とも協力関係が結ばれているが、フランス国民議会の前後には、彼らにとっての追い風が、またひとつ吹いていた。日本医師会と日本医学会の合同シンポジウムでも、横田俊平・国際医療福祉大学熱海病院病院長がほんの少しだけ触れたのだったが、筆者はその横田氏から、独自の取材で詳しく聞いている。

「二〇〇九年に新型インフルエンザが流行したあとのヨーロッパで、ナルコレプシー(日中の居眠りや特異な脱力発作を中核症状とする睡眠障害)の患者さんがたくさん発生しました。あれはGSKのパンデミック・インフルエンザワクチン『パンデムリックス』の、とりわけ『AS03』という強力なアジュバントが引き起こした副反応ではないかとする報告が、その後、各国で次々に発表されている。そして今年（二〇一四年）の六月、ついに『ランセット』誌（神経学版）が決定的と思われる論文を載せたんです。

ポイントは、ナルコレプシーを起こした子たちが、みんなDQB1*06:02というＨＬＡ（Human Leukocyte Antigen ＝ ヒト白血球抗原）タイプの持ち主だったということ。実に大きなインパクトです。というのは、たとえば厚労省は、三百六十万人接種して、三百万人に副反応が出たらどうにかします、でも許容範囲内の人数にしか出ないなら、ガタガタ言うなと」

――本音の部分では、そういうことなのでしょうね。

「だけど、副反応が起こるのは特定のＨＬＡの子たちなんだとわかれば、これは医学でなんとかできる話じゃないですか。その子たちには最初から接種しないとか。次の手も考えられるわけですよ。ワクチンそのものをやめなさいということにもならないでしょう？

これと同じストーリーを、私たちはＨＰＶワクチンでも考えています。同じＧＳＫの『サーバリックス』のアジュバントは『ＡＳ０４』といって、『パンデムリックス』の『ＡＳ０３』をさらに強力にしたものだという認識。ＨＰＶの一部のペプチドが強い免疫反応を起こして、強力なアジュバントが追い打ちをかける――こういう構図だと思います。企業秘密があるので完全にはわかっていないんですが」

――ＨＰＶワクチンの副反応では、ナルコレプシーの病名はあまり聞きませんけれども。

「それは書類を読むだけではわからない。実際に患者さんを診ないと。報告書には疼痛とか失神とか書かれていても、よくよくお付き合いしてみると、人と話していたり、歩いているときでも、突然、覚醒が止まり、タコのようにくずおれて睡眠に入っちゃったなんて話がどんどん出てくるわけです。でも、『くずおれた』と表現されただけでは、ナルコレプシーだとは伝わってこないでしょう。医者と一般の人とでは言葉のとらえ方がまるで違うものではありますが、それにしても、つくづく言葉というのは難しい。改めて思い知らされましたね」

ちなみに『ランセット』に掲載された「Narcolepsy as an autoimmune disease: the role of H1N1 infection and vaccination」は、フィンランド大学の医師や研究者らによる共同論文だ。サマリーの一節を引いておく。

ナルコレプシーの有病率は10万人につき30人で、12歳から16歳までに多い。HLAがDQB1*06:02の遺伝子型と強く関連しており、免疫が介在する疾患と考えられてきた。T-cell receptor a chainとpurinergic receptor subtype 2Y11も、その他のリスク遺伝子として影響を与えている。ナルコレプシーへの関心は二〇一〇年に行われた疫学的調査で、H1N1（引用者注：新型インフルエンザ）感染とワクチンが潜在的な発症要因で、AS03アジュバントを含むワクチンの接種者のナルコレプシーが増加したこと、およびスウェーデンとフィンランドが免疫性病因論を支持したことから高まった。中国での研究に基づく免疫学的調査もまた、Ｈ１Ｎ１ウイルスがナルコレプシーを引き起こすことを示唆している。病理学上のメカニズムははっきりしていないが、Ｈ１Ｎ１ウイルス由来の免疫抗原が原因となっている可能性がある。（拙訳）

では、やはりアジュバントが真犯人なのか。確かに「ＡＳ０３」については、とりわけヨーロッパでは新型インフルエンザワクチンの副反応の主犯とみなされてもいるようだ。横田氏も語っていたように、『ランセット』の論文以前から数多くの報告が相次いでいたし、英国やドイツ、スウェーデンなどの各国政府も二〇一〇年の年明け以降、同様の見解に基づいて、このアジュバントが含まれる「パンデムリックス」をＧＳＫに返品ないし契約解除の動きに出ていた。国民のボイコット運動が繰り広げられた国も少なくない。

フランスでは新型インフルエンザワクチンの導入の経緯からして不透明だった。報道によると、ＷＨＯが新型インフルエンザの「パンデミック」を宣言した二〇〇九年当時、サルコジ大統領が全国民に「パンデムリックス」などのワクチンを二回ずつ強制接種させる計画を立案し、そのために十億ユーロ（約千三百億円）規模の予算を了承。当然のように膨らんだ大量の在庫を処分するのに、連立与党の一部と野党は大変な苦心を強いられたという（堺春美・木村三生夫「論説・どうなる今冬のインフルエンザワクチン　ＷＨＯによるパンデミック宣言の真相解明のために欧州議会が調査を開始」『臨床とウイルス』二〇一〇年一号など）。国民議会によるHPVワクチンへの対応も、この延長線上にあった。だが決めつけるのは早計だ。HPVワクチンには「AS03」とは関係のない「ガーダシル」もある。こちらにもアルミニウム塩アジュバントが用いられてはいるものの、「サーバリックス」とは原料も製法も異なるワクチンなのに、副反応の程度や頻度があまり変わらない実態には説明がつきにくい。

大阪大学免疫学フロンティア研究センターの石井健特任教授（ワクチン学。独立行政法人医薬基盤研究所「アジュバント開発プロジェクト」プロジェクトリーダーを兼務）にも会って話を聞いた。

「子宮頸がんのワクチンに限って言いますと、二つの製薬会社の二つのワクチンが、ほぼ同時期に大きな集団に接種された。それで、どちらにもアルミニウム塩のアジュバントが入っている。それぞれは微妙に違うのですけれども、（アジュバントを攻撃される方々は）そのくらいは関係ない、一緒だというロジックなんですね。ただ科学的に、アルミニウムが脳の炎症を起こしたり、不随意運動を起こさせたのだという証明ができている論文は一切ない。

そもそも百万人に数例の症状が表れた方々は、特に感受性が高いということなのか。だとすれば、それは遺伝子によるものなのか、環境なのか、厚労省がいうような心理的なものなのかは別にして、そういう可能性を追っていく必要は科学としてあるかな、と」

——体質の問題ということになりますか。

「それを言うと、厚労省のコメントと同じで、本人だけが悪いのかと逆なでしてしまう危険がある。もちろんそれだけが原因ではないとは思いたいし、遺伝子以外の因子が影響している場合は、DNAをとってみたってわからないかもしれない。でも、ワクチン自体が問題なのであれば、副作用はもっと高頻度で起こっていいはずじゃないですか。

だから結局、要はどこまでを許容して、どこまでは許容しないかという、科学ではなく行政的な判断になります。そこには当然、文化とか政治もからんできますね」

――アルミニウムのアジュバントは古くからの実績があるから問題ないと、たとえば厚労省は強調していますが、量的な違いはないのですか。

「(HPVワクチンにだけ) とんでもない量が入っているなんてことはありません。質についても同様です。実は漬け物をテカテカにするのに使うミョウバンやベーキングパウダー、それに『マーロックス』という胃腸薬の主成分だって、アルミニウム塩なんですよ。

私はそういうことよりも、日本では自分自身の意思でワクチンを打ったことなどない女の子たちに、突然、マッシブ (大規模) なキャンペーンを張って、ものすごい勢いで予防接種をしたわけですね。ワクチンに慣れていない産婦人科医や整形外科医も大勢参加して、しかも、他のワクチンは皮下注射なのに、このワクチンだけは筋肉注射です。若い女性に筋注できる技術が本当に一般化していたのかな、などと考えてしまう。

また説明書には、性行為をする前に打たなくてはいけないと書いてあります。そのときに医師と女の子とそのご家族で、きちんと成熟した議論ができているのか、ということですね。お母さんが覚悟を決めて打たせる乳幼児への予防接種とは、このへんがだいぶ違ってくると思います」

アジュバントの専門家は、はたして真犯人説を否定した。細くて短い注射器に詰められたHPVワクチンには、千の顔がある。政策化のプロセスも、背景にある思想や哲学も、底知れずに深い。考えれば考えるほど、普通の人間の理解を超えた領域であるような気がしてならなくなっていく。

大手マスコミが追及したがらない現状

「WHOが二〇一三年の六月に出したステートメントがあったでしょう。GACVS（ワクチンの安全性に関する専門委員会）の『安全性最新情報』のことですが、日本の厚労省がHPVワクチン接種の積極的勧奨を手控える方針を打ち出す前日に、『世界各国で使用が増加しており、他からは同様の兆候が認められていないことから、現時点ではHPVワクチンを疑わしいとする理由はほとんどない』と謳ったものです。

あれには何か裏があるんじゃないかと思いましてね。日本以外では何も問題になっていないみたいな書き方でしたが、それ以前からアメリカでも被害者に補償している事例をずいぶん聞いておりましたし、このワクチンの副反応に関わる論争については、英文だけでも何冊か単行本が出版されているのですから。それで、WHOの指摘は妥当なのかどうかを確かめることを目的に、文献調査を始めたのです」

語ったのは片平洌彦・新潟医療福祉大学教授（一九四四〜、保健学）である。元東京医科歯科大学教授で、薬害スモンや薬害エイズ、薬害肝炎などの事件では厚生（労働）省研究班の班員や分担研究者等も務めた、薬害問題の第一人者だ。談話に登場したWHO／GACVSのステートメントについては第四章で紹介した。

その片平氏が、二〇一四年九月、東京・芝公園の慶應義塾大学薬学部で開かれた日本社会薬学会の年会で、「海外におけるHPVワクチン副反応被害報告と補償・訴訟の実態」（第1報）と題する報告を行った。WHOの主張が必ずしも事実に基づいてはいなかった実態が明らかにされている。

それによれば――、

●アメリカ　HPVワクチン接種後に起きた有害事象が「VEARSレポート」に集約・公表されている。二〇一四年七月現在で合計三万五千六百九十二件。ここには死亡百七十件、生命への脅威六百四十五件、救急室入院一万千八百十四件、入院三千七百三十七件、重篤四千九百八十四件、未回復七千二百二件と、パップスメア検査異常五百七十七件、子宮頸部異形成二百四十九件、子宮頸がん八十件が含まれている。二〇一三年三月現在で約二百人が提訴し、うち二人の死亡者を含む四十九人が米国ワクチン被害補償プログラムによって補償された。一四年八月までの集計では七十一人が補償され、八十人が棄却された。

●カナダ　公衆衛生局のレポートによると、二〇〇六年六月～〇八年十二月の重篤な有害事象は七百七十二件で、うち三十二人が死亡している。専門家のレビューでは、HPVワクチンとの間には共通の医学的パターンはみられず、死亡との因果関係にも否定的だ。

●英国　副反応情報収集のためのイエローカード・システムによって、二〇一〇年七月末までに「サーバリックス」で一万四百十件の「有害事象」の用語を含む四千七百三件が報告されている。このうち三六％が因果関係を認定された。ほかには「心因性反応」二五％、「注射部位の反応」一六％、「アレルギー反応」九％、「その他」一四％。十四歳の少女がHPVワクチンを接種した直後に死亡したケースについては、企業と国が調査を開始した。

●オーストラリア　「ガーダシル」接種後の有害事象は二〇〇七年四月から一三年二月までに、疑いを含めて千九百九十一件報告された。「頭痛」三百八十八件、「注射部位局所反応」三百六十四件、「吐き気」三百六件、「めまい」二百八十四件、「疲労・倦怠」二百十七件等であった。一方で、二〇〇九年五月から一〇年九月までに七百八十九人の重篤な有害作用があり、十六人が死亡。その後十一年九月までにさらに二十六人が死亡したとの報告もある。一二年には八人の女性原告による集団訴訟も提起された。

●ニュージーランド　二〇一〇年一月末までにCARM（副反応モニタリングセンタ

ー）に二百四十二件の「ガーダシル」の副反応を疑う報告があり、うち三十一件が重篤例として公表された。一人はＨＰＶワクチンを接種して六カ月後の突然死だった。○九年五月時点で、七十八の学校（全体の五％）が、宗教上の理由と情報不足を理由に接種プログラムを拒否した。

●インド　二種類のＨＰＶワクチンの臨床試験が実施されたが、少女六人の死亡報告があり、全州に接種の中止が勧告された。その後、二〇〇八年に二製剤が承認され、〇九年にはふたつの地区で合計二万三千四百二十八人が接種を受けた。このうち約五％に慢性的な健康被害や自己免疫性異常が生じ、人権団体などが中止を要求。接種は一時的に中止されたが、ＨＰＶワクチンの販売中止を求める訴訟が提起されて、最高裁で審理中である。

とのことである。もっとも、以上は必ずしもＨＰＶワクチンとの因果関係が証明され、確定した事実ばかりではない。そのまま日本人の感覚で受け取めてはよくないと思われる。

国によってワクチンの副反応に対する報告システムや補償制度が異なっているからだ。たとえばアメリカの「ＶＥＡＲＳ」（Vaccine Adverse Event Reporting System＝ワクチン有害事象報告システム）は、ＦＤＡ（食品医薬品局）とＣＤＣ（疾病管理予防センター）が運営する国のワクチン安全性調査プログラムだが、目的は有害事象のシグナル検出であり、患者自身や保護者、医療従事者、薬剤師、ワクチン製造業者など、すべての関係者からの報告を受け付けている。

接種者の基金で運営される「全国ワクチン被害救済プログラム」（NVICP＝National Vaccine Injury Compensation Program）も、アメリカの制度の特徴だ。一回のワクチン接種について七十五セントを保護者らが支払って積み立て、副反応による健康被害が出た場合は、ここから救済金が拠出される仕組みである。

片平教授が苦笑していた。

「『VEARS』の評価は、それだけ難しい。もちろん死亡者のデータはひととおり読んではみましたが、本当にワクチンが原因だったのかどうかは、はっきりしないものも多いのです。途中の経緯が何も書かれていなくて、いきなり『Death』（死亡）というのまでありますからね。健康だった子が接種を境にひどい状態に陥ったというのですから、関係があると考えるべきなのだとは思いますが、疫学的な判断基準が特に定められているわけでもないので」

では訴訟案件はどうか。片平教授が集めた主な海外情報から三つの事例を挙げる。英語圏でない国にも目配りされていた（要約）。

■フランス・ボルドー（二〇一四年六月）　Atrick Mairé判事は、「二回のHPVワクチン（ガーダシル）接種を受けた十代の女子に生じた恒久的被害について、責任の五〇％はガーダシルにある」との判決を下した。残り五〇%は、自己免疫疾患を起こしやすい本人の遺伝的体質にあるとした。

■フランス・ボルドー(二〇一三年十二月)多発性硬化症と診断されて入院したティーンエイジャーが、サノフィパスツール社と国の健康当局を相手取って訴訟を起こした。サノフィ社が販売したメルク社製の「ガーダシル」の接種後、一時的に視力と脚の能力が失われたためだとしている。

■カナダ・ケベック州(二〇一二年二月)ガーダシルの接種後に死亡した十四歳の少女の両親は、製造元であるメルク・フロスト社と三人の医師、および病院に対して十九万七千ドル(約二千万円)の損害賠償を求めている。これを含めてカナダには合計四件の訴訟が起こされている模様。

片平教授の学会発表も、海外での訴訟に関する情報も、しかし、一般のマスコミではほとんど報じられることがなかった。アメリカの「VEARS」はもとより、この問題に関わる海外のネガティブ情報の収集は、アンチ・ワクチン運動にもある程度を頼らざるを得ない。ところが実際にそうすると、客観性に欠ける、偏向しているという非難を受けがちだ。

しかし、大手のマスコミが追及したがらない現状では、アンチ・ワクチン運動から発信された情報を排除しているわけにはいかないと、筆者は考える。片平氏の場合、日本社会薬学会での発表は、各国の政府関係のウェブサイトのほか、「Sane Vax」「Judicial Watch」「Health Impact News Daily」「MHRA」「Mercola.com」などを調査の対象としていた。

片平氏もよく承知しているから、報告に当たっては、冒頭でそのことに言及した。〈「HPV vaccine, Gardasil, Cervarix, adverse, reaction, death, lawsuit, compensation」等を検索用語とし〉たという。いずれにせよ完璧な客観性は求め得ない。現実に起こっていることを広く伝えることを優先する立場に立つ限り、誠実な態度だと思う。

それにしても――。

世界にはHPVワクチンの副反応を疑われる案件がこれほど多く、英国では報告の三六％に因果関係が認められたという。それでも各国政府が集団接種の中止あるいは中断に踏み切らないのはなぜなのか。それをまた市民もよしとしているのか。片平氏に尋ねた。

「個々のリスクよりも全体のメリットを優先しているということなのでしょう。市民の側にも追及する力が足りないか、そうした政府の考え方を追認している」

何よりも重要なのは社会防衛で、個別の犠牲は金銭で解決するのが欧米流の民主主義であるらしい。雇用や安全保障の領域にも通じていくテーマである。

第六章

ワクチン・ビジネスの世界

県の有識者会議

「本日はお忙しいなか、みなさまお集まりいただきまして、まことにありがとうございます。このような場をいただけることをたいへん感謝いたしております。ぜひ被害者側の声を聞いていていただいて、いろいろな参考にしていていただけたらと思っていますので、きょうはよろしくお願いいいたします」

切り出したのは「全国子宮頸がんワクチン被害者連絡会」で神奈川支部代表を務める山田真美子さんである。HPVワクチンの接種後に重い症状を訴えている少女の母親だ。

二〇一四年八月、横浜・日本大通にある神奈川県庁新庁舎の五階新庁応接室。県の有識者会議「神奈川県予防接種研究会」（会長＝横田俊一郎・神奈川県小児科医会会長）の、三回目の会合の席だった。

「……何よりも、子宮頸がんの治療方法は確立されていますが、因果関係は不明でありますが、HPVワクチン接種後に起こっている症状に関して言えば、いまだに治療方法は確立しておらず、ワクチンとの因果関係や原因、病態の機序（メカニズム）も解明していません。可能性を考え、まず第一に、治療体制の整備、補償救済や支援が必要であり、そして原因や病態が解明されるように私たちは望みたいと思っております」

山田さんはこの日、自分の娘の状況については何も語らなかった。時間の制約もあり、同行した被害者連絡会神奈川支部の三人の会員に発言を促した。議事録から要約する。

「娘は中学三年です。昨年の九月に倒れてから、ずっと車椅子の生活です。記憶障害で自分の名前も書けません。ひらがなもわかりませんし、学校の授業についていくことができず、学校でもそれを補える体制がないものですから、学校に行けない状態です」

「私は娘を自費で打たせました。いま二十二歳です。（ワクチンを）受けた直後から全身に関節痛が回りだしました。結婚して、子どもを産んで生活していきたいと思っている娘が、いま、強い薬を飲まないと生活ができないのはとても問題だと思います。一日も早く元の体に戻れるような治療法をお願いしたいと思います」

「（高校二年の娘は）みんなが六時間勉強するところを、保健室で休ませてもらいながら、三時間か、できて四時間しかできません。授業中に鉛筆で筆記することもできません。国のほうがなかなか動いてくれませんので、もう青春時代が終わってしまいます。救済ですとか、治療方法とか神奈川県でもお示しいただきたいと思います。きょうは本当にありがたいと思います。ご検討よろしくお願いいたします」

母親たちの話が終わると、県保健福祉局保健医療部健康危機管理課の事務局員が、三つの事項について報告した。①前回の研究会の意見を受けて実施した県事業について（風しん撲滅作戦の展開）、②子宮頸がん予防ワクチンの副反応に係る国の検討部会の経過について、③子宮頸がん予防ワクチン接種後の症状に対する医療支援について。だが、これらに関する意見は何も出ず、議題はたちまち、あらかじめ決められていたらしい総花的な一般論「予防接種制度における救済制度のあり方について」へと移ってしまった。

「最初に、健康被害救済制度について、日米における違いを中心にということでお話しさせていただきたいと思いますが――」

基調報告は高畑紀一委員が担当した。第三章でも紹介した人物だ。興味深い内容ではあったが、ここでは細部に立ち入らない。

ともあれＨＰＶワクチンがらみの話題は一掃された。正確には予防接種制度全体の救済制度を議論していくなかで、直近の事例として取り上げられなくはなかったものの、「被害の大半は国の補助事業だった頃の方がほとんどですので、その当時の制度が適用になります」（事務局）などといった、すでに東京都杉並区や、県庁所在地の横浜市が打ち出していた既定路線をなぞっただけの、とおりいっぺんの言葉が述べられたにとどまった。

山田さんによれば、被害者連絡会の活動に理解を示してくれていた県会議員たちの尽力で、ようやく実現したこの日の発言だったという。「私たちの声を聞いてほしいとお願いしただけ。それ以上は求めもしませんでした」。

それにしても、とは思う。委員たちがＨＰＶワクチンをどう評価するにしろ、煩悶し哀訴嘆願する母親たちを目の当たりにして、それでもなお黙殺をつらぬく態度はいかがなものか。予防接種の救済制度の全体を論じる上でも、この現実を直視しないわけにはいかないはずである。

神奈川県予防接種研究会は二〇一三年九月に設置されている。黒岩祐治知事の肝いりで、予防接種行政のあり方を検討する目的で任命された委員は、横田会長と高畑委員のほかに東恵子（特定非営利活動法人「シャーロックホームズ」理事長）、岩田眞美（横浜市健康福祉局健康安全部医務担当部長兼健康安全課長)、片岡正(かたおか小児科クリニック院長。VPDを知って、子どもを守ろうの会理事)、川口恭(『ロハス・メディカル』発行人。元朝日新聞記者)、久住英二(医療法人社団「鉄医会」理事長)、小山万里子(ポリオの会代表)の各氏である。

鳴り物入りの割には、研究会の活動はとどこおりがちだった。それでも過去二回の会合を傍聴した山田さんは、彼らの方向性に強い危惧を抱いた。ワクチン全般の有効性を評価し、その接種体制を広げようとする一方で、安全性についての議論が、いかにも軽々しく思えてならなかったという。

二〇一三年十一月の第二回会合では、次のような言辞も飛び出していた。公開された議事録では会長以外の発言の主が明記されていない。

「ワクチン接種のアクセスの改善が必要であろうと思う。とにかく、会社を休まずにサラリーマンが気軽にワクチンを受ける。極端な話をいうと、駅の改札でICカードをピッとすると針がブスッと刺さるぐらいの枠組みがベストであるが」

「たとえばショッピングポイントでワクチンが打てるとか、ショッピングポイントでワクチン打つと途上国にワクチン10本寄付するのがついているとか、自分だけじゃなくて人の支援になるというような枠組みを作って、ワクチン打つのクールじゃん、やろうよみたいな、何か嫌なことしに行くんじゃないイメージ作り」

ワクチン接種のために医療機関まで足を運んでもらうのはハードルが高い、無医地区で行われている巡回診療の範囲を広げてはどうかとの意見も出た。いや、企業の健康診断で集団接種しているケースもあるが、それは接種者の身元が明らかだからできること。街中で不特定多数を相手にというのとは違う、という反論に対しては、こんな再反論があった。

「個人の特定に関しては、これはもう健康保険証や免許証を持ってきていただいて、あとはもう問診票に記載していただくしかない。過去の診療歴の有無はあまり重要ではない。予防接種率を上げるというメリットと、本人確認ができないデメリットを比べると、接種率が上がるというメリットのほうが大きいと、現実的にとらえるべきではないかと思う」

気軽に打てる場を作っていく

神奈川県予防接種研究会の委員のなかでも、とりわけ激しい論客として知られているのが久住英二医師（一九七三〜）だ。専門は血液内科や旅行医学で、県内の川崎と東京都の立川、東中野の、それぞれＪＲの駅ナカ商業施設に「ナビタスクリニック」を開業。内科や小児科だけでなく、海外渡航に伴う健康問題の相談やワクチン接種を行う「トラベルクリニック」で知られている。

本人に会って話を聞いた。二〇一四年十二月。

——子宮頸がんワクチンをテーマに取材しています。

「まず、被害者の会の問題点は、ワクチン接種の中止を求めていることです。手術でも自動車の運転でも、おそばやピーナッツを食べるにしても、一〇〇％安全なものなんてないわけで。何らかの健康被害が生じるのは避けられない。

でも、じゃあその被害だといわれる症状が、本当にワクチンによるものなのか、どうなのか。認定されれば救済されます。されていない人たちが騒いでいる。されなかったのはなぜかと言えば、注射をしてから一カ月以上経ってから症状が出たから。人間の体は常に数十種類のウイルスにさらされているのに、それだけ時間があいたあとの症状が、どうしてワクチンのせいだと言えるのですか。

もしくは、十五年前に打ったワクチンには問題がなくて、一年前のワクチンが原因だと考えられるのか。科学的に、まったく説明が成り立たない」

――HPVワクチンに限りませんが、予防接種の議論で重要なのは、リスクとベネフィットのバランスだと、必ず言われます。どの程度の病気や流行だったら接種すべし、逆にすべきでないといった、線引きはどうすればよいのですか。

「いや、それはないです。それは連続しているものであって、線を引くことは不可能です。エボラ出血熱が日本で大流行すれば、みなさん、ワクチンをお受けになるでしょう。では麻しん（はしか）ならどうか。いまや麻しんになる人は、ワクチンのおかげでだいぶ少なくなりました。むしろMR（麻しん・風しん混合）ワクチンを受けて具合が悪くなる人のほうが多いかもしれない。ですが、ワクチン接種をしなければ大流行して、相当数の死者が出ることは明白なわけですから。現に、アメリカ合衆国では麻しんが再流行している」

――連続性というのは、つまり、予防接種による個人防衛と社会防衛とは連続しているのだ、ととらえようという理解でよろしいですか。

「そうです。ですから子宮頸がんの場合も、これは個人防衛のためのワクチンなのだから、公費で接種する必要があるのかという議論がありましたが、違うんです。個人を守る意味もあるけれど、社会からがん原ウイルスといわれるＨＰＶの16型と18型を日本から、もしくは、先進国から排除できるかもしれない、という」

――先生は子宮頸がんワクチンの被害者連絡会と、直接接触する機会はありましたか。

「ございません」

――神奈川県の研究会に、山田真美子さんがいらしたのでは。

「そのときにお話はうかがいました。ちなみに、山田さんとは私信で、会いませんかとお伝えしたのですが、断られました」

――研究会のあとですか。

「あとです。ツイッターをわざと炎上させて。被害者と言われる方々といろいろやり取りをしたんですが、議論が完全にすれ違ってらちが明かなかったので、一回サシで話をしてみようと思ったのですが」

――研究会といえば、一度、サラリーマンには駅の自動改札機でワクチンを打ったらいいという斬新なアイディアが出たことがあります。あれは久住先生のご発言ですよね。元ネタがあったのですか。

「ありません」

――ご自分で考えられた。なにかキッカケは?

「いえ別に。だって、接種率を上げるには、それが一番楽でしょう。これから、たぶん十年、二十年以内に、新型インフルエンザのより致死率が高いものが出てくるでしょう。そうなったときにワクチンを行き渡らせるのは非常に大変で、気軽に打てる場を作っていくしかないんです。それもうちのクリニックのひとつの端緒」

――野暮なようですが、自動改札でブスッというのだと、今度はインフォームド・コンセントとか、そういう問題が出てくるのでは。

「それは別の方法でやればいいんじゃないですか。ICカードに個人情報を入れるようにして、ネット上で同意するとか。説明して同意してもらっても、最終的には『被害を受けたと感じた人』が納得しなければ、医療訴訟は起こります」

ところで、「炎上した」という久住氏のツイートとは、どのようなものだったのか。検索してみて驚いた。

子宮頸がんワクチンで被害を受けた、という方々の問題は、反原発活動と同様、先鋭化しすぎて一般の方々の賛同を受けられにくい、という点にあると思う。そして、ポリオ生ワクチン被害者やVPD被害者を引き合いに出している点が醜悪である。(二〇一四年十月七日)
真摯に科学的に検討して、ワクチンの副反応とは認められない、との結論がでている

と考えています。それでも尚、真摯に対応せよ、というのは際限が無いですね。（十月七日）

ワクチン接種後に具合の悪くなった方を広く補償するなら、それはそれで構わないと思います。その輪を広げれば広げるほど、紛れ込みの方がたも補償するケースが増えます。その費用で税金が使われるのを社会的に許容するなら、それで構いませんが。

（十月八日）

などとあった。面談を求める彼の申し入れを断ったという山田真美子さんに確認を求めると、次のようなメールが返ってきた。

「被害者に対して〝醜悪〟発言をしたということを知り、私たちに会い予防接種研究会で話をしているのに、驚きとともに怒りを感じました、（久住氏は）ツイッターなどで私以外の被害者たちともやり取りをしましたが、謝罪もなく、ワクチンは必要である、被害は稀であり、ほとんどが紛れ込みであるということでした。私たちの発言はすべて否定され、謝罪もないので会って話をしてもムダと判断しました」

ワクチンで予防できる病気

ワクチンの世界には「ＶＰＤ」という思想潮流があることを、ここまでにも何度か触れた。Vaccine Preventable Diseases――「ワクチンで予防できる病気」という意味で、この略称を強調し、ワクチン接種をより多くの疾病領域に広げようとする運動も展開されている。

なかでも日本における中心的な運動体が、「ＶＰＤを知って、子どもを守ろうの会」だ。薗部友良・日本赤十字社医療センター小児科顧問（他に日本川崎病学会顧問、トラベラーズワクチンフォーラム運営委員など）を理事長として、二〇〇八年に創設された。事務局は第三章で詳説した「子宮頸がん征圧をめざす専門家会議」と同じ東京・築地の企画・広告会社「朝日エル」内に置かれている。その「設立の趣旨」は――。

> ワクチン接種は公衆衛生学上もっとも効果的な手法として積極的に取り組まれ、世界中で感染症がコントロールされてきました。しかしながら、既に世界的にワクチンが普及している病気に対してさえ、日本国内では未だ普及していない現状があります。感染症やワクチンについての情報は一般に少なく、ワクチン接種の意義や、現在の問題点について知る機会は限られています。国内で起きている、ＶＰＤにより命を脅かされている子どもたちの実態は一般には伝えられていません。問題点に生活者が気づかないままに、世界のスタンダードとのギャップが拡大してしまいました。（中略）
>
> もし、子どもが〝ワクチンで防げる病気（ＶＰＤ）〟で命を落としたり、重い後遺症を残したりしてしまったら……。ご家族にとっても社会にとっても、これほど悲し

いことはありません。何物にも代えがたい大切な子どもの命や健康を、予防できる感染症から守るため、私たちは、子どもの感染症と予防に関する正しい情報提供に努めます。

ＶＰＤについての認知を高め、子どもたちが健やかに生きていける社会を実現するために2012年からはＮＰＯ法人として活動してまいります（薗部友良監修『お母さんのためのワクチン接種ガイド　改訂版』）

実際、運動の力もあって、ＶＰＤはずいぶんと進んできた。ＨＰＶとＨｉｂ、肺炎球菌のワクチンが定期接種（国が接種を推奨しており、無料で受けられる）の制度に組み込まれたのは二〇一三年四月に改正予防接種法が施行されて以降のことだ。一四年十月には水痘（水ぼうそう）ワクチンも定期接種化された。「子どもを守ろうの会」や「＋（プラス） Action for Children」をはじめとする運動体や賛同する個人が集う恒例の「ワクチンパレード」はその後、現状では任意接種（自己負担が原則）のＢ型肝炎、おたふくかぜ、ロタウイルス胃腸炎等も定期接種にすべきだと主張している。

ＶＰＤの活動に参加する人たちは百人百様だが、やはり個人的な体験が契機になったという人が目立つ。代表的な人物のひとりが、「＋（プラス） Action for Children」の代表で、神奈川県予防接種研究会の委員にも任命されている高畑紀一氏（前出）だ。

「私の長男は三歳半のとき、Ｈｉｂによる細菌性髄膜炎に侵されて、生死の境をさまよい

ワクチン類製造販売業者別品目一覧表

2014年6月現在

製剤名	北里	武田薬品	化血研	阪大微研会	デンカ生研	日本BCG	MSD	サノフィ	ファイザー	GSK
インフルエンザHAワクチン	○		○	○	○					
乾燥細胞培養日本脳炎ワクチン			○	○						
乾燥組織培養不活化狂犬病ワクチン			○							
組換え沈降B型肝炎ワクチン			○				□			
乾燥組織培養不活化A型肝炎ワクチン			○							
組換え沈降2価ヒトパピローマウイルス様粒子ワクチン										□
組換え沈降4価ヒトパピローマウイルス様粒子ワクチン(酵母由来)							□			
不活化ポリオワクチン(ソークワクチン)								□		
沈降精製百日せきジフテリア破傷風不活化ポリオ(セービン株)混合ワクチン(DPT-IPV)			○	○						
沈降精製百日せきジフテリア破傷風混合ワクチン(DPT)	○	○	○	○						
肺炎球菌ワクチン							□			
沈降13価肺炎球菌結合型ワクチン									□	
インフルエンザ菌b型(Hib)ワクチン								□		
成人用沈降ジフテリアトキソイド				○						
沈降ジフテリア破傷風混合トキソイド(DT)	○	○	○	○						
沈降破傷風トキソイド	○	○	○	○	○					
乾燥弱毒生麻しんワクチン	○	○		○						
乾燥弱毒生風しんワクチン	○	○		○						
乾燥弱毒生麻しん風しん混合ワクチン(MR)	○	○		○						
乾燥弱毒生おたふくかぜワクチン	○	○								
乾燥弱毒生水痘ワクチン				○						
黄熱ワクチン								□		
経口弱毒生ヒトロタウイルスワクチン										□
5価経口弱毒生ロタウイルスワクチン							□			
乾燥BCGワクチン						○				
乾燥ガスえそウマ抗毒素			○							
乾燥ジフテリアウマ抗毒素			○							
乾燥まむしウマ抗毒素			○							
乾燥はぶウマ抗毒素			○							
乾燥ボツリヌスウマ抗毒素			○							
水痘抗原				○						
精製ツベルクリン						○				

(注) ○印は国内で製造、□印は輸入。

現在、日本国内で流通しているワクチン品目一覧(日本ワクチン産業協会の資料より)。

ました。でも私は見守るしかできなかったんです。二〇〇四年のことでした。

幸い後遺症もなく治癒したのですが、彼が小学五年生になった頃、Ｈｉｂワクチンが日本でも承認されそうだというニュースを聞いたのが始まりです。最初は素直に喜んでいたんですよ。ところが調べていくと、実はこの六年も前に、ＷＨＯがＨｉｂワクチンの定期接種化を各国政府に求める勧告を出していたという事実を知ってしまった。だから他の先進国はみんな、とっくの昔に接種させていたのに、日本だけ対応していなかった。

うちの子の運が悪かった、で済む話じゃないと思いました。もちろん政府に対する憤りもありましたが、それ以上に守ってやれる病気から子どもを守ってやれず、ワクチンに関心さえ持っていなかった自分自身を恥ずかしく思って、『守る会』の活動に参加したんです。私は医療関係の団体に勤務しているのですが、それとこれとは関係がありません」

個々人のたとえばこうしたモチベーションと、医師や医療従事者らの専門的な知見が一体化していく。ワクチンには個人が感染症に罹患するのを予防する個人防衛の意義だけでなく、感染症の流行を防止する社会防衛の側面もあるので、当然、そこには公衆衛生（パブリックヘルス）上の必要性も検討されなければならない。

戦後の予防接種行政

公衆衛生は産業革命期の英国で誕生した概念だ。都市に人口が集中して貧困と不潔、疾病の悪循環に陥り、その対策として発達した。二〇世紀前半に米国イェール大学の初代公衆衛生学教授を務めたチャールズ・E・A・ウィンズローの〈組織化された社会の努力を通じて、疾病を予防し、寿命を延長し、健康と効率の増進をはかる科学であり、技術である〉というのが伝統的な定義。日本国憲法にも国民の権利として明記されている。

第二十五条　すべて国民は、健康で文化的な最低限度の生活を営む権利を有する。

②国は、すべての生活部面について、社会福祉、社会保障及び公衆衛生の向上及び増進に努めなければならない。（傍点引用者）

VPDも公衆衛生もよいことずくめのようだが、それほど簡単な問題でもない。日本が「ワクチン後進国」呼ばわりされ、欧米先進国との「ワクチン・ギャップ」が生じたのには、それだけの歴史的な必然性があった。

テキストは主に手塚洋輔・東京大学先端科学技術研究センター客員研究員（行政学・公共政策論）の『戦後行政の構造とディレンマ――予防接種行政の変遷』だ。それによると、一九四八年に制定された予防接種法の特徴は、世界でも類のないほどの強制性と広汎性だった。従来の種痘法が天然痘に限定していた対象疾病を十二種類に拡大し、国民には罰則規定を伴う接種義務が課されていた。

占領下であり、GHQ（連合国総司令部）の意向が強く働いた。日本側もまた、劣悪な衛生状況から脱せなければ国家の再建もないとして、これを受け容れた。

施行されて半年もしないうちに、京都市でジフテリアワクチンの集団接種を受けた乳幼児六十八人が死亡するという大惨事が発生した。島根県東部でも十六人が死亡。重体に陥った子どもたちの記録は審らかでない。

一部に毒性の残ったワクチンが混在していた結果だった。抜き取り検査を担当した厚生技官ひとりが起訴されたが、判決は無罪。補償制度も存在しないなかで、遺族や被害者の会が国家賠償請求訴訟を提起しかける動きもあったが、事前に察知した政府が見舞金を出して決着させ、強制的な予防接種制度そのものへの責任追及はなされぬままに終わった。

戦後が長くなるにつれ、強制性には質的な変化が表れる。罰則規定による脅迫よりも、情報提供や利益誘導を活用した「自発的服従」がうながされるようになっていく。

一九五七年に当時の新型インフルエンザ（アジアかぜ）が大流行したのを機に、予防接種制度はより充実が図られた。インフルエンザワクチンの公費助成が始まったのは六二年。「特別対策」なる枠組みのもと、全国の小中学生は年に二回の集団接種を受けるようにと〝指導〟された。理論的根拠とされたのはインフルエンザの権威だった福見秀雄氏（長崎大学学長や国立予防衛生研究所所長などを歴任。戦争末期は陸軍軍医学校防疫研究室に勤務）が提唱していた「学童防波堤論」――ウイルスには抵抗力の弱い子どもがまず感染し、学校で増殖されるのだろうから、そこでの流行を抑えれば地域には広がらず、経済活動の停滞は避けられるはずとする考え方――だが、この発想も実践も、のちに一九七九年、来日したアメリカの調査団によって、「空想的」な仮説にすぎず、有効とは言えないと一刀両断されることになる。

はたして一九六七年頃には、副反応による健康被害を訴える人びとが声を上げはじめていた。大勢の子どもたちが死に、人生を台なしにされた。厚生省はそれでも、戦前来の「副反応のある者は特異体質」で済ませる態度をとり続けた。各地で集団訴訟が起こされ、七〇年には全国的な被害者組織が立ち上げられた。

被害者への救済制度は、ようやく一九七六年の予防接種法改正によって創設された。罰則規定も廃止されたが、義務接種の用語は残り、顕在化した作為過誤（行うべきでないのに行って生じた過ち）の問題を包み込みながらも、不作為過誤（行うべきだったのに行わなかったため生じた過ち）の回避・強制接種・集団接種という、戦後予防接種制度の大枠は維持された。

この構造は、しかし、一九八〇年代後半あたりから融解を始める。地方裁判所の多くが集団訴訟の判決で国側の責任を認定したこともあり、とりわけインフルエンザワクチンの評判は地に落ちて、学校現場での集団接種が成立しにくくなった。八九年には、義務接種が定着していた麻しん（Measles）のワクチンにおたふくかぜ（Mumps）と風しん（Rubella）ワクチンを混ぜたMMR新三種混合ワクチンの接種が推奨されたが、おたふくかぜワクチンが主因とみられる無菌性髄膜炎の副反応が相次いだ。急性脳炎や小脳失調症、てんかん、知的障害などの重症に陥る子も続出し、予防接種後被害者救済制度で被害認定を受けた子は史上最多の千四十一人に達した。うち三人は死亡との因果関係も認められ、スタートからわずか四年後の九三年四月には、接種を見合わせるよう厚生省が通知しなければならない事態に追い込まれた。

今日の日本がワクチン後進国だとする批判は、具体的にはこのMMRワクチンの顚末と、その後の予防接種政策および、ワクチン業界の低迷を憂えている場合が多い。というのも、当時の厚生省はいきなり接種見合わせを決めたのではない。頻発する副反応が社会問題化した当初は、接種について、各自治体に「慎重に行う」よう求めていた。苦慮した自治体は、接種を見合わせたり、保護者の強い希望がある場合に限って接種させたり、従来どおりに続けたりと、それぞれの判断で住民に応じるしかなかった。

この間の一九九二年十二月には、遺族ら六十二家族が原告となった東京集団訴訟で、東京高裁が厚生大臣の「施策上の過失」を認定する判決を言い渡している。予診など集団接種運用の不備や医師および国民に対する禁忌等の周知不徹底が指摘され、予防接種事故は「回避可能」だとする司法判断だった。

国側は上告を断念。種痘、インフルエンザ、ポリオ、百日ぜき、日本脳炎、腸パラチフスと多様な予防接種について争われた大規模な訴訟であっただけに、その影響は大きく、翌々一九九四年に再び改正された予防接種法においては、もはや予防接種の最優先課題を社会防衛機能にし続けておくことはできなかった。すなわち個人防衛機能の重視へと転換を余儀なくされたのだが、そこには同時に、保護者の側の自己責任を強調し、行政と医師の責任を軽減する意味合いも込められていたのではなかったか。

『戦後行政の構造とディレンマ』は、次のように論じている。インフルエンザやMMRのワクチンの副反応をめぐって地域の医師会から厚生省と異なる科学的根拠が提出されるようになったために厚生省の諮問機関の一元性が崩れた、として、

いわば科学的言説の多元化がおこったとき、予防接種を推進するにせよ禁止するにせよ、その意思決定の根拠付けは非常に困難になる。それゆえ、予防接種の継続をめぐる判断についても、国が明確な決定を回避するようになったのである。これに伴い、自治体間で多様化が進み、最終的には保護者の同意を得るという同意接種方式が導入されるに至った。こうして強制接種体制は、責任分担の再画定によって、事実上、終焉を迎えたのである。

MとMとRのワクチンを混ぜ合わせる

もっとも、予防接種制度から社会防衛の機能が排除されることはあり得ない。にもかかわらずワクチンを接種される側の自己責任ばかりを強調するやり方は、確かに無責任だと言える。だが筆者には、当時の厚生省が、これ以外の対応をとり得たとも思えないのだ。MMR予防接種禍のルポルタージュを、まだ一般には知られていなかった時期に発表し、社会問題化させたジャーナリストのひとりとしての実感である。

本書の主題そのものではないので紙数は割けない。月刊『文藝春秋』一九九二年七月号

に掲載された拙稿「新・三種混合ワクチンは安全か」（『「非国民」のすすめ』ちくま文庫所収）から、重要な事実関係と取材当時の思いが凝縮されている箇所を再構成しておこう。

ＭＭＲワクチンの導入に当たって、何よりも検討されなければならなかったのは、大きく次の二点だった。①異なる種類のワクチンを混合することで互いに悪影響を及ぼし合うことはないか。②実績の乏しいおたふくかぜと風しんのワクチンを一気に事実上の義務接種に組み入れるやり方は妥当か。

前者については、すでに一九八〇年代初期の段階で危惧を表明していた専門家がいた。山内（やまのうち）一也・東京大学医科学研究所教授（一九三一～）だ。彼に会って話を聞いた（取材した九二年当時は日本生物化学研究所理事・主任研究員）。

「麻しんウイルスがヒトのリンパ球中で増殖すると、免疫抑制を起こす。一九一三年からわかっていて、教科書にも載っていることです。免疫機能が弱った体に他のウイルスがどう働くかわからない。だから私はＭＭＲには慎重論を言ったし、専門家の間では議論にもなった。ただしプライベートな場に限られて、改まった場所では出てこない。深く考える人は最初からＭＭＲそのものに反対なので、そういう席には呼ばれていないんです。

それにＭＭＲの開発当時は、今と違って実験用のサルも野生で、みんな何か病気にかかっていてね。この種の微妙な干渉作用の実験は難しかったんです。できない話ではなかったと思いますが、関係者たちには必然性がなかったのでしょう」

そもそもMとMとRのワクチンを混ぜ合わせるという発想自体が危険をはらんでいたということになりはしないか。近年のVPD運動でも、混合ワクチンは接種回数を増やさずに済むという意味で歓迎されているようだが、この間の技術の進歩にはめざましいものがあるとはいうものの、気になるポイントではある。

ともあれ当時の厚生省も、開発に当たった関係者たちも、そうした声には目をつぶり続けた。MとMとRのワクチン相互の干渉作用が検討されたのは有効性についてだけで、副反応に関する論究はなかった。

②のおたふくかぜと風しんの接種の必要性はどうか。問題はそれぞれの病気の性格とワクチンの効果の持続性だった。

風しんは疾患そのものよりも、妊婦がかかると、先天性疾患など胎児に悪影響を及ぼす危険がある点が怖い。そこで妊娠が想定される年齢時に免疫力をつけておくことが予防接種の主目的になるのだが、風しんワクチンの効果は長く見積もっても三十年程度というのが、この時代の定説だった。MMRの登場以前は一度もかかった経験のない女子中学生に限って定期接種されていたのもこのためだ。逆に言えば、一歳六カ月でMMRを接種されても、いざ妊娠の時期には風しんワクチンの効果が失われている可能性が小さくない。

一方、おたふくかぜにはほとんどの幼児が罹患するが、三〇～四〇％は不顕性といって症状が表れない。顕性だと高熱が出て、頭痛もあるが、一週間程度で治るのが普通だ。ただし三％弱の頻度で無菌性髄膜炎が発生し、重度だと脳炎、難聴を起こすこともあると言われていた。幼児期に免疫を得ないまま大人になった男性がかかると、造精機能障害を来して、子どもをつくれなくなる場合もある。ところがこれを防ぐべきおたふくかぜワクチンもまた、その効果の持続性には疑問を持たれていたのである。

ＭＭＲを推進する側の人びとは、風しん、おたふくかぜとともに、その恐ろしさを強調するのが常だった。ではなぜ、それまでは義務接種にもされず、任意の接種率もごく低かったのか。この時代のワクチンの世界に君臨していた小児科の平山宗宏・東京大学教授（当時。現在は東京大学名誉教授、社会福祉法人恩賜財団母子愛育会日本子ども家庭総合研究所名誉所長など）にも会って話を聞いた。

――おたふくも風しんも、肝心な年代になったらワクチンの力が消えているかもしれないのでは、意味がないじゃありませんか。

「ですから風しんは、妊婦の感染を防ぐだけでなく、撲滅を図る思想に転換したんです。おたふくのほうはよいワクチンができなければ抜かして、麻しん・風しんの二種混合にすることも考えました。しかし最終的には、効き目が短ければ、十年後ぐらいにそれを確認した上で、必要ならもう一回接種すればカバーできるということになったのですね」

平山氏に取材したときのショックは二十余年を経たいまでも忘れがたい。効かなければまた打てばいいなどとは、いいかげんにも程がある。子どもたちがワクチンの市場としてのみ見なされているように思われてならなかった。

子どもが接種してくれないなら高齢者に

そもそも日本の予防接種行政は信頼に値するのだろうか。何かあっても、「おたくの子は特異体質」で済まされてしまう時代が長すぎた。国民の権利意識が高まり、個人防衛の側面が重視されすぎるようになったことが欧米とのワクチン・ギャップを招いたなどとされる今日だけれど、筆者はまさにその過程で、おぞましいものを見ている。

お見舞いのことば
○○○殿（引用者注：原文は実名）には予防接種を受けたことにより不幸にも障害の状態となられました　これは社会防衛のための尊い犠牲であり誠にお気の毒にたえません　ここに予防接種法により生涯年金をお届けしてお見舞い申し上げます。

MMRワクチンの副反応で重度の障害を負った女児が一九九三年に受け取った、厚生大臣名の書状だ。因果関係を認められた被害者に例外なく送られる文書である。亡くなった被害者の場合は、これが「お悔やみのことば」になる。どこまでも支配者の高みから、謝罪とか反省といったニュアンスを徹底して排除した表現には背筋が凍りついた。

両親は泣いていた。書状を前に固まってしまった筆者に、父親が、「因果関係などないと逃げまくる人たちを相手に苦労を重ね、やっと認定を得て、少しだけ、ほっとしたところだったんです。でもそれも束の間、どうして犯人の側にこんなものまで送りつけられなければならないのですか。なんで、うちの子じゃなくちゃいかんのですか」と、声を詰まらせながら言った。

一九九四年改正予防接種法の下でも、妙な動きは幾度となく、あった。九五年一月の阪神・淡路大震災では、被災者対策が遅々として進まずにいたなかで、わずか一週間後には国立予防衛生研究所（現・国立感染症研究所）の山崎修道所長（当時）の率いる調査団が現地に飛び、インフルエンザ予防にはワクチンが有効だとする見解を発表した。これを受けて地元の兵庫県と神戸市が高齢者への無料接種を実施したのだが、それどころではないのが被災地の現実で、接種者は二千六百人程度にとどまった。当時の兵庫県環境保健部の幹部は、筆者の取材に、こう答えたものである。

「東京高裁の判決や法改正で、有効性や安全性にクエスチョンマークがつけられたばかりのワクチンを、被災したお年寄りに打てだなんて。ではなぜ無料接種をしたのかと言われれば、国と自治体の関係ですとしか言えない。予研という最高権威に有効だと念を押されたら、県としては『積極的に対応します』としか言えないのですよ」

翌一九九六年から九七年にかけては、大手のマスコミが奇怪なキャンペーンを繰り広げた。全国の老人施設でインフルエンザの感染が原因とみられる死亡者が相次いだという。

発端は岩手県一関市の特別養護老人ホームだった。年末年始に所内でインフルエンザが流行し、二カ月ほどの間に七人の入所者が亡くなったというニュースが伝えられるや、あたかもインフルエンザによる死亡者数を都道府県対抗で競わせるかのような報道が溢れていく。厚生省は危機管理対策に乗り出し、新聞の社説には高齢者へのワクチン接種を制度化すべしという主張も現れたが、流行はさほど拡大することもなく終わった。

このときも筆者は、端緒となった岩手県環境保健部の幹部から、証言を得ている。

「例年二月に訪れるインフルエンザ流行のピークが、今シーズンは正月前後でした。お年寄りが外部と接触する機会が多い季節なので、感染しやすかったのかなとは言えます。ですが、今年の流行が例年よりすごかったかというと、実はわからない。インフルエンザで亡くなる方の統計はありませんから、今年の、それも老人施設の死者数だけを取り上げてみても比べようがないんです。振り返ってみると、シーズンのズレ以外には、異常な事態など何も起こっていなかったように思えます」

なるほどワクチンの強制接種体制はゆるみ、接種するかしないかには個人の判断が尊重される形がつくられはした。一方で、その分だけ情報操作が横行するようにもなったということではなかったか。結局、子どもが接種してくれないのなら高齢者に、という流れは形成されなかった。が、この間には新型インフルエンザのキャンペーンなどが浸透し、インフルエンザワクチンの消費量はピーク時の水準に戻りつつある。

留意しておくべきは、ここまでの経緯が、後述するような日本独特の、閉鎖的なワクチン業界のあり方を前提に展開されてきたということだ。ワクチン・ギャップを克服しなければという議論が盛んになったのは二一世紀に入って以降であり、実際の政策に反映されはじめた二〇〇〇年代の後半には、前提条件そのものが変えられている。経済のグローバリゼーションと、小泉純一郎政権が推進した構造改革路線の進展を想起されたい。

WHOの予防接種戦略

WHOは一九七四年から、「予防接種拡大計画」(EPI＝Expanded Programme on Immunization)を継続している。ワクチンを安全で費用対効果の高い保健プログラムとして位置づけ、UNICEF(United Nations Children's Fund＝国連児童基金)などと協同で、発展途上国の子どもたちに提供する体制を整備してきた。ジフテリア、麻しん、百日ぜき、ポリオ、破傷風、結核の六種類の世界全体におけるワクチン接種率は、EPIの当初は五%にすぎなかったが、今日では八〇%にも達したとされる。

強力な加速エンジンが動きだしたのは二〇〇〇年のことだ。スイスの保養地ダボスに国際的な政治家や多国籍企業の経営者らが集う「世界経済フォーラム」(通称ダボス会議)で「GAVIアライアンス」(The Global Alliance for Vaccines and Immunization＝ワクチンと予防接種のための世界同盟)が発足。途上国とドナー国(資金提供国)の政府とWHO、UNICEF、世界銀行、ワクチン産業界(GSK、メルク、サノフィ、ファイザーなど)、その他の民間企業、ビル&メリンダ・ゲイツ財団が参加し、官民のパートナーシップが組まれたのである。最大のミッションは資金の調達で、〇六年にスタートさせたIFFIm(The International Finance Facility for Immunization＝予防接種のための国際金融ファシリティ)が国際金融市場で「ワクチン債」を発行している。日本では大和証券グループが窓口だ。

日本人には実態がよくわからない国際機関や多国籍企業にゲイツ財団までがからんだ組織だけに、GAVIの周辺には陰謀論がつきまとう。ことにHPVワクチンをめぐっては、有色人種の人口抑制を目論んだ仕掛けではなかったか、などとするおどろおどろしい言説がネット上などで囁かれてもいるのだが、筆者にはなんとも言えない。仮説のスケールが大きすぎて検証のしようがない。

ただし筆者なりの分析は試みよう。GAVIの力も得てWHOの予防接種戦略が進展し、日本でもVPDの運動が高まってきた背景には、「功利主義」の世界観が支配的になりつつある国際社会の潮流があるのではないか。やや難解で、冗漫に感じられるかもしれないが、事態の本質に関わる部分であるはずなので、読者にはぜひ直視していただきたいと思う。

功利主義とはジェレミー・ベンサム（一七四八〜一八三二）によって体系化された思想だ。「最大多数の最大幸福」という言葉がよく知られているが、これは一般に思い込まれているような、個々人の幸福を最大化しようという意味ではない。人びとの総和された（合計した）幸福が最大になるよう努力する必要を求めている。

二〇一〇年にNHK教育テレビで放映されて大評判になった「ハーバード白熱教室」という番組をご記憶だろうか。政治哲学者マイケル・サンデル教授の、ハーバード大学での挑発的な講義そのものを邦訳・映像化したもので、功利主義についても取り上げられた。

「正義」について考える、と言って、彼は学生たちにこんな質問を放った。

——君は路面電車の運転手で、時速一〇〇キロのスピードで走っている。行く手に五人の労働者がいたので止めようとしたが、ブレーキが利かない。あきらめかけた瞬間、君は脇にそれる待避線があることに気づいたが、そこにも労働者が一人いた。ハンドルを切れば彼は死ぬが、五人は助かる。君ならどうする？

「一人を殺せばすむところを、五人も殺すのは正しくない」

「これは大虐殺や全体主義を正当化する心理と同じです。ある人種を残すために他の人種を消滅させる」

さまざまな意見が出たが、正解を導くのが講義の目的ではない。サンデル教授は「君」がもっと能動的に一人を殺さないと五人を救えないケースも挙げて、議論を進めた。

「討論から出てきた最初の道徳原理は、『何が正しくて道徳的かは、行動の結果として生じる帰結で決まる』ということだ。つまり帰結がよければいいわけだ。一人が死ななければならないとしても、五人が助かるほうがいい。これが、帰結主義的な道徳的論法（consequential moral reasoning）の例だ」

「別のパターンでは、帰結主義的な論法にはそれほど賛同しない人が多かった。ほとんどの人が、橋から太った男を突き落としたり、何の罪もない患者から臓器を取り出したりすることにはためらいを覚えた。ためらう理由は、行為の帰結とは関係なく、行為の本質に関係があるようだったね。たとえ五人を助けるためでも罪のない人を一人殺すのは、定言的に〔無条件に categorical〕間違っていると考えた」（小林正弥ほか訳『ハーバード白熱教室講義録＋東大特別授業〔上〕』早川書房、二〇一〇年より。一部は要約）

帰結主義的な道徳理論の代表こそはベンサムの功利主義である。そして定言的道徳理論における最も重要な人物は、一八世紀ドイツの哲学者イマヌエル・カント（一七二四〜一八〇四）だと、サンデル教授は言った。

命のコスト・パフォーマンス

ベンサムを始祖とする功利主義の、現代における頂点のひとりに、オーストラリア出身の生命倫理学者ピーター・シンガー（一九四六〜、プリンストン大学教授）がいる。彼は富裕な国に住む人間の義務を説き、世界から貧困をなくすためにできるだけ多くの寄付をしようと呼びかけている。自らも収入の二五％を寄付していることで有名だが、これはあくまでも功利主義の立場からの主張で、一般的なヒューマニズムとはかなり異なる。

はたしてシンガー氏は、「パーソン論」（person argument, theory of personhood）の代表的な主唱者でもあった。これは人工中絶や安楽死、臓器移植などの場面に臨んで、「パーソン」と「非パーソン」、すなわち〈生きるに値する人間と値しない人間とを区別する際に、伝統的な西洋倫理学の人格理論を適用しようとする試み〉（森岡正博「パーソン論の射程」『倫理学年報』一九八七年）のことである。

この思想は英米を中心に、医療技術の進歩につれて熱を帯びてきた。シンガー氏の議論は、哲学者の森岡正博・大阪府立大学教授の概観によると、存在者を①感覚をそなえていない、②感覚（喜びや痛みなど）のみをそなえている、③感覚に加えて自己意識と理性をそなえている――の三タイプに分類することから始まる。①は石ころのような存在物。②には多くの動物や人間の胎児、知的障害者などがあてはまる。③だけが「パーソン」で、多くの成長した人間と、大型の類人猿等が含まれる。

さて、これらの3種類の存在者を「殺すこと」についてシンガーは考察を進める。まず、感覚をそなえていない存在者を殺すことには何の問題もない。

次に、感覚のみをそなえている存在者を殺すことについては、それを殺すときに痛みを与えないように配慮すれば、問題は生じないとする。そして感覚のみをそなえている動物については、功利主義的な配慮をすればよい。すなわち、ある動物が殺されたとしても、同じ種の動物がそのあとで生み出されるとしたら、功利主義的に考えれば利益（幸福）は全体として増えても減ってもいないのだから、我々はなにも悪いことをしたことにはならない。これは人間の胎児にも当てはまる。（中略）たとえ胎児を殺したとしても、「この（宇宙全体から幸福の総量を減らすという）不正は、同じくらい幸福な生を送るであろう別の胎児を生み出すことによって、相殺することができる can be counter-balanced」とシンガーは述べる。（中略）

パーソンは自己意識を持ったそれ固有の生を生きているのであるから、パーソンを殺すことは他のパーソンを生み出すことによっては埋め合わされない。この意味で、パーソンには特別の価値があるとシンガーは言う（「パーソンとペルソナ――パーソン論再考」『人間科学：大阪府立大学紀要5』二〇一〇年二月刊）。

筆者がピーター・シンガー氏や「パーソン論」に関心を抱いたキッカケは、「アシュリー事件」だった。二〇〇四年七月、アメリカ西海岸のシアトル子ども病院で、当時六歳だった重症重複障害のある女児の子宮と乳房芽（乳腺芽）を摘出する手術と、体の成長を抑制するための大量のホルモン投与が行われた。

女児の名はアシュリー。彼女の両親は、「無用の器官をとり除くことで思春期以降の体の変化による不快をなくし、病気や性的虐待の予防もはかれる」「背が低く軽いほうが移動や入浴をさせやすく、在宅介護に適しているので本人のQOL（生活の質）を維持できる」などとブログに書いて、英語圏で大論争になった。シンガー氏はこのとき、パーソン論に基づく自説を大々的に展開。〈人間の乳児よりもメンタル・レベルの高い犬や猫にだって、尊厳があるとは考えられていないではないか〉（『ニューヨーク・タイムス』二〇〇七年一月二十六日付）などとして、アシュリーの「尊厳」が損なわれているとする批判を攻撃してやまなかったのである。

日本におけるパーソン論は、まださほどあからさまには叫ばれていない。だが政治家たちの一部には、図らずもこの思想潮流と合致する発言をためらわない人が増えてきた。

たとえば二〇一二年九月、自民党総裁選への出馬を表明し、テレビ朝日の「報道ステーション」に出演した石原伸晃幹事長（当時）だ。司会者に社会保障の将来像を尋ねられた彼は、生活保護受給者をネットスラングの「ナマポ」と呼んで歳出削減を訴え、尊厳死の話題に繋げた。

「一言だけ言わせていただくと、私は尊厳死協会に入ろうと思っているんです。やっぱりターミナルケア。（尊厳死を認めないのは）世界中で日本だけです」

政治家が社会保障費の問題を尊厳死容認に結びつける論理展開をどう受け止めるべきなのか。即断はできないが、石原氏がこの七カ月前にもBS朝日のテレビ番組で、胃ろうを施された高齢者たちを見たときの感想として、「意識のない人に管を入れて生かしてる。エイリアンが人間を食べて生きている、みたいな。やっぱりお金かかるなあ」などと語り、関係各方面の批判を集めたことに照らせばわかりやすい。二〇一五年以降の国会で審議される予定のいわゆる尊厳死法案（終末期の医療における患者の意思尊重に関する法律案）にも、よほどの注意が肝要だと思われる。

あるいは麻生太郎副首相兼財務相。彼が終末期の高額医療費について持論を開陳したのは、二〇一三年一月に開かれた政府の社会保障制度改革国民会議の席だった。

「死にたいと思っても生きられる。政府の金で（高額医療を）やっていると思うと寝覚めが悪い。さっさと死ねるようにしてもらうなど、いろいろと考えないと解決しない。月に一千数百万円かかるという現実を厚生労働省は一番よく知っている」

あまり哲学的な命題に深入りするつもりはない。ただ、こうしてパーソン論や功利主義の議論をたどっていきながら、筆者にはひしひしと感じられたことがある。前出・ナビタスクリニックの久住英二理事長や、第三章に登場した「リボンムーブメント」の與田雅晴代表理事の考え方が、けっして特殊でも、異端でもないという現実だ。彼らは命のコスト・パフォーマンスを語っていた。

厚労省が活用した費用対効果の論文

厚労省の外郭団体・一般財団法人「厚生労働統計協会」が発行している月刊誌『厚生の指標』の二〇〇九年九月号に掲載された「若年女性の健康を考える　子宮頸がん予防ワクチン接種の意義と課題」から――。

今野らは、HPVワクチンを12歳児に接種させた場合、接種率100％で社会的損失が約190億円減るとその便益を評価している。

Ⅱ　方　法

今回著者らはさらに、今野らが報告しているマルコフモデル（引用者注：確率モデルの一種）を応用して、20～30代女性の立場からHPVワクチンの臨床的、経済的アウトカム（成果）への影響について検討を行った。モデル計算に必要な変数は、国内外の公表文献や国内の統計データより得た。分析手法は、すべてのアウトカムを費用に置き換えて評価する費用便益分析である。費用については、観察期間を10歳からの30年間としているため、年率3％で割引を行った（左式参照）。

$$NB=\sum_{k=0}^{n}\frac{B-C}{(1+r)^k}$$

NB：net benefit
B：benefit
C：cost
r：割引率(3%)

Ⅲ　結　果

（中略）

12歳児に対してワクチン接種（接種率100％）の場合、非接種に比べて子宮頸がんなどの治療に要した費用は、約6200万円（約73％）、育児に要する直接非医療費は約6200万円（約73％）節約され、さらに機会費用は約10億円（約73％）抑えられ、そして約12億円の純便益が得られると推計された。

荒川一郎・東京女子医科大学医学・病院管理学講師と、新野（にいの）由子・一般財団法人「医療経済研究・社会保険福祉協会」医療経済研究機構研究部研究副部長による共同論文だ。というより、第三章で触れた、ほかならぬＧＳＫの課長の手になる労作でありながら、非常勤でしかなかったアルバイト先の肩書で発表され、ＨＰＶワクチンが定期接種化される根拠のひとつとして採用されたＰＲ文書と形容したほうがよいかもしれない。もっともこの文書の結論は〈ＨＰＶワクチンの集団接種〉で、強制接種時代のような大量消費を求めるものだったが。

医療経済学（保健、医療の諸問題を経済学的に分析する新しい学問分野。日本では一九六〇年代に上陸した）の必要性は論を待たない。「医は仁術」とはいっても、算術を無視しては成立しないこともまた、動かしがたい現実だ。

問題は中身である。難しそうな方程式も並んでもっともらしいが、荒川・新野論文はＨＰＶワクチンの接種費用を算出の対象としていなかった。理由は明記されていない。二十～三十代女性の立場からの推計なので、公費での負担があれば必要ない、という考え方らしいが、それほど単純化されてよいものなのだろうか。

厚労省がＨＰＶワクチンの定期接種化に臨んで活用した費用対効果の論文は、これだけではなかった。二〇一〇年十月の厚生科学審議会「予防接種部会ワクチン評価に関する小委員会」で検討された「ＨＰＶワクチン作業チーム報告書」には、ほかにも二本の論文をレビューしたとされていた。今野良、笹川寿之、福田敬、Van Kriekinge G, Demarteau N.「日本人女性における子宮頸癌予防ワクチンの費用効果分析」（『産婦人科治療』二〇〇八年）と、Konno,R, et al.「Cost-effectiveness analysis of prophylactic cervical cancer vaccination in Japanese women」（『Int Gynecol Cancer』二〇一〇）。

このうち今野氏（Konno,R）の名前はここまでにも幾度か登場した。自治医科大学附属さいたま医療センター産婦人科教授で「子宮頸がん征圧をめざす専門家会議」実行委員長。取材も申し込んだが、「時間がない」と断られた。

笹川氏は金沢医科大学産婦人科学准教授で、福田氏は国立保健医療科学院研究情報支援研究センター上席主任研究官だが、いずれも「専門家会議」の委員である。またVan Kriekinge G氏とDemarteau N氏は、GSKのワクチン開発部門であるGSKバイオロジカルズの「Health Economics」関連セクションに籍を置く社員だった。論文にも明記されている。

これでは利益相反などというものでさえない。身内の、身内による、身内のためのお手盛りではなかったか。

もとより政府や企業が公表する統計や試算に恣意性が入り込まないはずはない。事の善悪をさておけば、専門家が専門家でない者に示してみせるものである以上、嘘にはならない程度の操作は常になされるのが自然の成り行きでもある。

しかも医療経済の領域では、人間の命のコスト・パフォーマンスが功利主義的に論じられる。論者の視座が神のそれに限りなく近づくのも当然だ。好例がピーター・シンガー教授の「パーソン論」ではなかったか。生身の人間が、神の目線で、にもかかわらず合理的なよそおいで世の中を差配する。これは「科学」なのだろうか？

自らの運命をコントロールする製薬業界

こんな指摘を見つけた。

一九八〇年にロナルド・レーガンが大統領に選ばれたことが、おそらく、ビッグ・ファーマ（巨大製薬会社を総称してこう呼ぶ）が急成長したもっとも根本的な要因だろう。レーガン政権は社会全体に対して、強力なビジネス推進政策を取った。その影響でアメリカでは国民の富に対する態度が変化していった。それ以前は、巨大な富といえばどこかしらいかがわしいものだと受け止められていた。富を選ぶか、名誉を選ぶか、そのどちらかであった。（中略）それがレーガン政権時代から一九九〇年代にかけて、様子が変わってきたのだった。富めることは正しいことであるだけでなく、何か名誉なことだといった調子になってきた。「勝ち組」がいて「負け組」がいて、勝ち組はリッチで賞賛されるべきものだと考えられるようになった。

急激に製薬業界の収益が増えるにつれ、その政治的な影響力も急激に強くなった。一九九〇年までには、製薬業界は自らの運命を自らコントロールする、新しいタイプのビジネスだと自己規定するようになっていた。たとえば、製薬業を規制する政府当局である米国食品医薬品局（ＦＤＡ）が製薬業界にとって何か気に入らないこと（ママ）としているときには、製薬業界はＦＤＡに直接に圧力をかけたり、連邦議会にいる仲間を使って、FDAのやり方を変えさせることもできたのである。

マーシャ・エンジェル『ビッグ・ファーマ』（原書の刊行は二〇〇四年）の書き出しだ。『ニューイングランド医学雑誌』の元編集長で医療政策や医療倫理の権威。〈医療システムに関する歯に衣着せぬ批評で知られる。タイム誌は氏をアメリカの最も影響力のある25人の中の1人に選んだ〉（奥付より）という人物にとっても、レーガン以降のグローバリゼーション――グローバル巨大資本の利益を絶対不可侵の価値とみなす新自由主義（ネオリベラリズム）の猛威と、これに伴うパラダイム・シフト（支配的規範の革命的変容）は嘆かわしく映っていたらしい。

WHOの「予防接種拡大計画」も、ずいぶんと変質してきたのではないか。「一％の人びとが九九％の人間を支配している」といわれるグローバル・ビジネスの時代と、経済合理性を掲げつつ、道徳律までも自家薬籠中（じかやくろうちゅう）のものにしてしまう功利主義とはあまりに相性がいい。そう言えば、功利主義のイロハをわかりやすく解説した案内書には、マイケル・サンデル教授が例に挙げていた路面電車などの事例とともに、こんな問答も紹介されていた。「あなたの父親と、『ハリー・ポッター』の作家J・K・ローリングさんが火事場にいる。どちらかしか助け出せないとしたら、あなたはどちらを助けるか？」

この場合は当然、「ローリングさん」と答えなければならない。彼女のほうが社会全体の利益に寄与すると判断できるためだ（児玉聡『功利主義入門』より）。功利主義における「最大多数の最大幸福」に利益の分配という発想はなく、もっぱら総和された利益の最大化のみを重んじているからである。

だからこそＧＳＫも、ＭＳＤも、この国のワクチン市場に参入してきた。本章の冒頭で取り上げた神奈川県予防接種研究会も、その受け皿としての機能を帯びていくのかもしれない。

音頭をとったとされる黒岩祐治知事には、二〇一一年にポリオの予防をめぐって経口生ワクチンから不活化ワクチン接種への転換を打ち出し、抵抗する小宮山洋子厚労相（当時）との論争に勝利した実績がある。不活化ポリオワクチンは翌一二年に国の定期接種にも導入され、ＤＰＴ（Diphtheria＝ジフテリア、Pertussis＝百日ぜき、Tetanus＝破傷風）三種混合ワクチンと合わせたＤＰＴ‐ＩＰＶ四種混合の接種が原則となって、今日に至っている。

従来の生ワクチンは国産、ＤＰＴ‐ＩＰＶに含まれる不活化ワクチンはパリに本社を置くメガファーマ「サノフィ」の製品だ。副反応の少ない不活化ポリオワクチンへの切り替えは、かねて先進国の常識だったとされ、立ち遅れていた〝ワクチン後進国〟がようやく追いついた格好だったが、そこには同時に、日本の子どもたちというワクチン市場の、外国資本への開放という側面もあったのである。

国会の内外で大胆なロビイング活動

ワクチン・ビジネスの最大の特徴は、市場の大部分が「予防接種」という名の公共事業である実態だ。病院や医師たちを相手に営業活動が展開される他の医薬品とは、この点が決定的に異なる。すなわち政治である。

どれほどマスメディアを抱き込み、世論を束ねてみたところで、政治を動かせなければ意味がない。あの「子宮頸がん征圧をめざす専門家会議」も当初から国会議員を集めたセミナーや勉強会を重ねていたが、そのためには政治家側の受け皿が必要になる道理だった。

自民・公明の連立与党には、「ワクチンを活用して疾病の予防、罹患率の減少を目指し、国民の健康増進を推進する議員の会」（ワクチン予防議連）が存在する。発足は二〇〇八年十二月で、初期には医師から政界に転じた経歴を持つ公明党の坂口力・元厚労相が会長を務めた。ＨＰＶワクチンの推進に関わった政治家たちのなかでも、とりわけ目立っていたのが公明党の副代表で女性委員長だった松あきら元参議院議員（一九四七〜）だ。宝塚歌劇団の男役トップスターの出身で、参議院議員を三期十八年務めて二〇一三年に引退した彼女は、このワクチンの公費助成や定期接種化の旗振り役であり続けた。

二〇一〇年八月五日の参院予算委員会。前日の同じ委員会で、「（子宮頸がんワクチンにも）一定程度副作用があるということについてもきちっとお伝えしなければいけない」と発言していた長妻昭厚労相（当時）に、松氏は強烈なパンチを食らわせたものである。

「長妻大臣のご発言にもう私はがっかりいたしました。あまりにもご見識がないのかな、まさかこの方が厚労大臣なんて疑ってしまいました。（中略）

しかも、一定程度副作用があるということについてもきちんとお伝えと、何でもワクチンは一〇〇%安全性のあるものは残念ながらないんです。けれども、今回のこの予防ワクチンは、言ってみれば、細菌培養をして作るワクチンではありません。細菌にそっくりな、つまり核抜きのワクチンでございますので、このワクチンを投与したということで万が一にも子宮頸がんになることはない。じゃ、いったい何を指してこの一定程度の副作用があるとおっしゃっているのか、重篤なあれがあるとおっしゃっているのか、私は非常にこれでは国民のみなさまが不安を抱くのもむべなるかなというふうに思います。（後略）」

――（委員長が）長妻厚生労働大臣。

「だめだめ、いいです。もう専門家にお答えいただきたいんですよ。大臣になんて聞いてません」

この頃から永田町界隈や、医療関係者の間で密かに囁かれていた噂がある。松氏がHPVワクチンに熱心なのは、公明党が女性政策に力を入れていたのもさることながら、夫の西川知雄氏（一九四八〜）がGSKの顧問弁護士で、同社との利害関係があるからではないか、という。建設官僚から新進党（現在の民主党の前身のひとつ）の衆議院議員を経て、二〇〇二年からはアメリカ系多国籍ローファーム「シドリーオースティン」の東京拠点で代表職にある人物だ。〇九年の新型インフルエンザ騒動の際にワクチンの輸入に必要な法案を成立させるべく尽力したとHPで彼自身が明らかにしていた事実や、シドリーにはGSKの英国本社で上席副社長を務めているダン・トロイ氏が弁護士として在籍していた時期があるといった関係も、この見方に説得力を与えていたのだが、真相は定かでない。

興味深いことには、松氏の上にいた坂口元厚労相が、二〇一二年の政界引退後、いつの間にかHPVワクチンの懐疑派に転じ、現在ではその急先鋒である西岡久寿樹・東京医科大学医学総合研究所所長の「子宮頸がんワクチン副反応原因究明チーム」の側にいることだ。変節の理由は不明である。当然、取材を申し込んだが、本人からの電話で丁重に断られた。

ワクチン予防議連はのちに民主党政権下で一時的に解消し、「ワクチン政策に関する議員連盟」（ワクチン政策議連）として出直しが図られたが、やがて自公連立政権に戻るや、再び「ワクチン予防議連」としてリセットされた。現在の会長はやはり医師出身の、自民党の鴨下一郎・元厚労副大臣だ。

関係筋の話を総合すると、「ワクチン予防議連」には仕掛け人がいたという。「新日本パブリック・アフェアーズ㈱」（以下、新日本ＰＡ）社長の小原（こはら）泰氏（一九六三〜）。民間企業などを顧客とし、立法に影響を与える目的で政治家や官僚、マスメディアなどに働きかけることを業務とする、いわゆるロビイストだ。規制改革の流れに乗り、たとえば電子政府の実現に向けて各府省のシステム最適化計画を策定するＣＩＯ補佐官（Executive Advisor for Chief Information Officer＝情報化統括責任者補佐官）制度の導入などに大きな役割を果たしたと伝えられる。

小原氏の亡父・泰治氏もロビイストだった。彼が一九五九年に創業し、日米両国を舞台とするロビイング活動の拠点とした「国際ピーアール㈱」は現在、「ウェーバー・シャンドウィック・ワールドワイド㈱」へと社名を変更し、ニューヨークに本社を置く世界最大のＰＲコンサルタント会社の日本法人になっている。一方で、息子の小原泰氏が率いる新日本ＰＡは世界の４大会計事務所のひとつ「アーンスト・アンド・ヤング」（本社ロンドン）傘下にある「新日本有限責任監査法人」の子会社だ。

小原氏は特定の案件に関しては表面に出てこない人物なので周辺を取材すると、新日本ＰＡは二〇〇六、七年頃にはＧＳＫとの間でロビイングの委託契約を締結していたことがわかった。ＨＰＶワクチンに定期接種への道が開かれたのは〇九年九月からの民主党政権時代だが、それはたまたまそのようなタイミングに当たっただけで、種は以前の自公政権下で小原氏らによって蒔かれていたという。

永田町の事情通に聞いた話だ。

「ＨＰＶワクチンはＧＳＫとＭＳＤの独壇場。どちらも外資ですから、もともと厚生労働省の守旧派はやる気がなかったんです。国内のワクチンメーカーを、いや、天下りをはじめとする業界との既得権益を守りたかった、ということじゃないですか。

罪深かったのはMMRワクチンの騒ぎです。彼らはこれを言い訳に、その後の予防接種行政を停滞させて既得権益を擁護し続けてきた。ところがその間、海外ではメガファーマが次々に新しいワクチンを開発していく。亡くならなくてよい命が救われるようになる。治療から予防へ、というグローバルな流れに、日本は完全に後れをとってしまったわけですよ。それではいけないと考えた人びとがVPD――ワクチンで予防できる病気は予防しようという運動を次々に立ち上げ、小原さんの新日本PAが国会の内外で大胆なロビイング活動を展開し、自公連立政権も、そのあとの民主党政権も、これに乗った。

HPVワクチンは、言わばVPDのシンボルになったんです。『がん』という、人類を挙げて克服しなければならない、それだけにヒト、モノ、カネのすべての面で大きな力を働かせることのできる領域だけにね」

ならば新日本PAとGSKはいかにして結びついたのか。GSKに近い関係者が明かしてくれた。

「新日本PAがHPVワクチンのロビイングを始めたのは、経済産業省のバイオ課が示唆を与えたからです。もっと言えば、GSKに繋いだのがバイオ課でした」

バイオ課は通称だ。正式には経産省製造産業局生物化学産業課という。一九八九年に新設されたバイオテクノロジー関連事務を統括するセクションで、彼らはMMR薬害事件以降の予防接種行政のありように、産業政策の見地から頭を悩ませていた。

日本のワクチン業界は確かに閉鎖的だった。競争にさらされていないので時代に対応した再編も進まず、メーカーの規模も小さい。戦前の体質を色濃く引きずってもいる。

実際、二種類以上のワクチンを製造している国産メーカーは、一般社団法人「日本ワクチン産業協会」による二〇一四年六月現在の調べでも、「北里第一三共ワクチン㈱」「武田薬品工業㈱」「一般財団法人化学及血清療法研究所」（化血研）「一般財団法人阪大微生物病研究会」（阪大微研）「デンカ生研㈱」「日本ビーシージー（ＢＣＧ）製造㈱」の四社二財団と、数ばかり多い。武田と第一三共を除けば一般の知名度は極端に低いのではないか。しかも後者の場合、二〇一一年に合弁事業となる以前は、〝日本の細菌学の父〟こと北里柴三郎氏が一九一四年に設立した北里研究所の一部門でしかなかった。

関係者が続けた。

「だから、市場をオープンにして、外国産のワクチンが入ってくれれば、外資と国内メーカーの提携も進んでいくだろう。メガファーマのノウハウを吸収できれば、これから拡大していくに違いないアジアのマーケットにも進出していけるはずだと、バイオ課は考えたのですね。ＨＰＶワクチンをその起爆剤にしようというわけです」

狙いは現実にも果たされつつある。とりわけ日本市場に熱心なのはＧＳＫで、二〇〇九年には化血研との共同開発契約を結んでいる。一二年に第一三共との合弁で設立した「ジャパンワクチン」が北里第一三共ワクチンの製造したワクチンとともにＨＰＶワクチン

「サーバリックス」の営業を手がける、という関係も生まれた。MSDは阪大微研製インフルエンザワクチンの日本国内での販売を開始。刺激された日本勢も、最大手のアステラス製薬がワクチン事業室を立ち上げたかと思えば、武田薬品は新設したワクチンビジネス部の部長にラジーヴ・ヴェンカヤ博士を迎えるといった具合である。ビル&メリンダ・ゲイツ財団でワクチン・デリバリーのディレクターとして例のGAVIアライアンスへの資金援助を担当していた人物だ。

がん対策三大臣会合

事実関係を確認するために、経産省の出身で、新日本PAがGSKのロビイング委託契約を結んだとされる時期、まさにバイオ課の幹部であったA氏に会って話を聞いた。

「(新日本PAについては) 知らんなあ」

彼は首を傾げてみせた。と同時に、大いに持論と体験談を語った。

「ワクチン、予防接種というのは国家経営そのものだと思うんですよ。適正な免疫を国民に持たせることは、あまりにも重要だ。パンデミックはもちろんですが、たとえば風しんの免疫のない世代があって、その人たちが罹患すると、本人たち自身はよくても、妊婦さんに感染させてしまうかもしれない。不幸にも子どもに障害が残り、一生それを抱えて生きることになる。こんなことを国家として看過してよいのか。ワクチンのない時代ならまだしも、防ぐ手段があるにもかかわらず対策をとらないとすれば、仮にそれが不作為だったとしても、国家としての対応を問われかねない、と私は思うのです。

だからね、本当は、この問題にロビイングなんて意味がない。政治が、どんなワクチンを、どういうふうに整えていくのが日本国にとって必要なのかということを、常に考えていなければならないという、そういう性格の事柄なんです。

すぐれたワクチンでも副作用はあり得ます。でも国家経営のために進めるからには、それで被害が、不利益を生じさせられた人が出たら、国家として手厚く対応するべきだと思うんです。でなければ、誰だって怒りますよ」

——政治家が初めから考えるのが当然のテーマだ、ロビイングを待ってる場合じゃないぞ、と。

「でも、政治への働きかけということなら私も経験しましたよ。第三次小泉（純一郎）内閣で、二階俊博さん（現・自民党総務会長）が経産大臣だった頃です。バイオ課にいたら、薬屋さんから相談を受けた。要するに自分たちの世界には経済産業省の産業政策に当たるものがない、このままではどうにもならないから、なんとかしてくれと言う。

その代わりに護送船団で守られてるのと同じじゃないですか、われわれのやり方だと、他の産業と同じような競争的環境に置かれて、つまり戦場になるんですよ、と返しました。それでもいい、日本がダメになるよりはとおっしゃるんで、じゃあお手伝いしましょうということになったわけ」

——とは言っても、医薬品の所管は厚労省です。縄張りを簡単には侵せませんよね。

「そうなんです、事務的にはどうすることもできないので、どうすべえかと考えていたら、当時はアメリカの製薬業界が、日本市場にものすごく関心を示していて、年に二、三回はトップがやってくるんですよ。イーライリリーとか、ファイザーの社長さんとか。だからそういう人が来日したら、経産大臣に相談してみたらどうか、と言いました。ただし、日本のマーケットが閉じてるなどという言い方ではなく、世界中で使われている薬が日本では使えないという点を、国民にとっての価値をしっかり伝えてはどうか、とアドバイスして。

するとこ、来る人、来る人、みんなそういう話を大臣にしていく。大臣が『所管でもないのに、なんだか俺のところにしょっちゅう来るなあ』と、そういう感じになる背景を作りながら、『実は……』と現状を説明する。それで関心を持ってくれなければそれまでですが、『そりゃあひでえな』と二階さんは、『それなら文部科学省と厚労省の大臣に声をかけるから、がん対策三大臣会合をやろう』と言ってくれたんです。文科相というのはこの分野の研究や大学を所管しているからですね。

大臣が集まって何を話し合うのかと言えば、製品の出口の部分です。つまり承認審査体制の整備と迅速化。最初は経産省の所管している医療機器の分野から入って、薬のほうも含めて、という。厚労省の事務方にしてみれば、自分たちの所管なのにと、非常に嫌だったと思うけど。でも、やらざるを得ませんわね」

がん対策に関する三大臣会合は後に二〇〇九年三月、麻生太郎政権で、三省の連携によるがん対策の強化を進める方針を確認することになる。翌四月に自民党の「日本経済再生戦略会議」がまとめた中長期的な成長戦略「日本経済再生への戦略プログラム」は、がんの分野を中心に十四件の未承認薬、約六百件の適応外薬（医薬品として承認されているが、特定の疾患への効能について承認されていないものを指す。欧米諸国とのズレが強調されることが多い）が存在すると指摘。優先的に承認すべき医薬品を選定し、それらの審査期間を六カ月にまで短縮する目標が明示された。

ワクチン産業ビジョン

はたして同年八月、厚労省の「薬事・食品衛生審議会「医薬品第二部会」は、GSKのHPVワクチン「サーバリックス」を優先審査に回すことを了解している。この日の議題だった五つの案件の中でもいの一番に審議され、いくつもの疑問が呈されていたのに、最終的には異議が発せられなかった模様が、議事録を読むとわかる。晴れて「サーバリックス」が承認されたのも同じ二〇〇九年の十月だった事実はすでに述べたとおりだから、いかにも早い。わずか四カ月間のスピード審査だった。

元経産省バイオ課幹部の認識は、とかく旧態依然と既得権益にしがみついているだけのように評されがちな厚労官僚たちにも、実はかなりの程度、共有されていた。厚労省の「ワクチンの研究開発、供給体制等の在り方に関する検討会」（座長＝神谷齊・独立行政法人国立病院機構三重病院名誉院長）が二〇〇七年三月にまとめた「ワクチン産業ビジョン

――感染症対策を支え、社会的期待に応える産業像を目指して」の内容は、バイオ課幹部の発想と、ほぼ同じだったと言って過言でない。経産省が振りつけたのかと思われるほどである。

ここで打ち出された方向性のうち、特に注目すべき記述をいくつか引いておこう。

国内外で競争力を持ったワクチン産業の在り方の一つとして、ワクチン製造部門がメガファーマの一部として事業を展開すること、または、ワクチン製造企業の特徴を生かし、他のメガファーマ等と連携・連合したスペシャリティー・ファーマとして事業展開することが考えられる。その中で、現在のワクチン製造企業に対するワクチン販売会社の位置づけを評価し、例えば次のような今後のワクチン関係企業の在り方を各社が戦略的に検討していくべきである。

・国際的に活動している外国ワクチン製造企業のように、ワクチンの研究技術、製造設備と一般の医薬品における臨床開発力、販売、市販後安全対策、世界市場での地位を併せ持つ、総合的な企業体としてメガファーマを目指す方向

・メガファーマにならなくとも、研究、製造、開発、市販後の安全対策等の責務において**各企業の長所を最大限に生かした企業間の戦略的な連携の連合体の中核**としての発展を目指す方向

○研究技術・製造 ↑ ワクチン・スペシャリティーファーマ

○臨床開発・市場開拓・販売・市販後対策 ↑ メガファーマ

・現在、予防接種法に基づく予防接種で使用されるワクチンについては、公費負担の下での安定的な市場が確保されているが、一方で、少子高齢化の影響により、市場が縮小傾向にあることが懸念されている。ワクチンの将来需要の期待のまとめの項でも述べたように**今後のワクチン市場においては、予防接種法に基づく予防接種で主に用いられる小児用ワクチンのみならず、予防接種法に基づかない領域でのワクチン利用への期待が高まっている。**（中略）

・予防接種法に基づかない接種についても、その有用性、ニーズを明確にするため、疾病に罹患した場合の治療費のみならず、健康状態の改善や周辺の経済的な負担等の費用まで総合的に勘案して評価する**医療経済学的な評価を用い、ワクチンの意義についての医療現場の理解を促進することが重要である。こうした活動を学会等とも連携しつつ、**企業自らが行うことについても考慮が必要となって来ている。

また、そのような地道な努力により、近年肺炎球菌ワクチンに対して自治体の公費補助が自主的に拡大された例にみられるように、新たなワクチンの公費負担への取り込みの足がかりとなることも期待できるところである（太字はいずれも原文ママ、傍点はいずれも引用者）。

こうしてみると、ＨＰＶワクチンのプロモーションが「ワクチン産業ビジョン」に示されたシナリオどおり、いや、これをはるかに上回るスケールとテクニックで展開されていたことがわかる。ただし、舞台には国産メーカーの影も形もなく、外資系のメガファーマが何もかもを取り仕切っていたという現実を、厚労官僚たちはどう評価したものか。

改めて思う。このワクチンが日本の少女たちに打ち込まれていった過程において、官僚も、政治家も、医師や研究者たちも、ほとんど当事者能力を持ち合わせていなかったようである。これに比べたら、まだしもＭＭＲワクチンのときには、導入のかなり以前からその有効性や安全性に警鐘を鳴らす論文が数多く書かれ、いざ副反応が社会問題化した際には、遡って検証することも難しくなかった。

ＨＰＶワクチンは違う。日本独自の研究も検討も皆無に近かった。あたかも天の声に誘われでもしたように、この国の社会システムに組み込まれ、たちまち浸透した。それで救われる命もたくさんあったに違いない反面で、少なからぬ少女が将来を悲観させられる結果が招かれた。メガファーマの側から俯瞰すれば、インドや中国には及びもつかないものの、それなりに大きく、他のアジア諸国などへのインパクトを期待できる日本マーケットを着実に取り込みかけたことになる。

アメリカの有力なシンクタンク「ＣＳＩＳ」（Center for Strategic & International Studies＝戦略国際問題研究所）が二〇一四年五月に「日本におけるＨＰＶワクチン接種状況――問題と選択肢」と題するレポートを公表しても、それが客観的な現状分析であるとは、したがって考えにくい。前年の六月に積極的な勧奨が中断されて以来の膠着状態を嘆いてみせ、彼らの意向に異を唱える者を個人名を挙げて断罪し、強権的にでも再開すべしとのメッセージを日本政府に突きつける内容になっていた。

女性政治家の池田利恵議員は、被害者を支援する団体である全国子宮頸癌ワクチン被害者連絡会の事務局長を務めている。池田議員は、ツイッターのアカウントやフェイスブックのページを利用して、被害者団体の懸念に対し理解を求めている。日本にはメディアを監視する機関がなく、名誉棄損に関する法律が比較的緩い。これはつまり、新聞、テレビのニュース番組、ソーシャルネットワーク、そして被害者支援団体が、HPVワクチン接種後に有害事象に苦しんでいると主張する女児に関する、信憑性を確認できない話や動画を公開できることを意味する。（中略）

要するに、HPVワクチン接種を推奨することを中止した日本の対応は、主にワクチンに反対する団体から称賛され、その一方で世界の科学界を困惑させていると言える。ワクチンに反対する感情は主要なメディアでは広く取り上げられてはいないが、先に述べたようなソーシャルネットワーク経由で拡散し、反対の感情が強まる結果となっている。

CSISはワシントンに本拠を置く、外交と安全保障に特化され、かつ、いわゆる知日派が結集したインフルエンシャル・フォース（影響力）として名高い。ジャパン・ハンドラーの異名をとるジョセフ・ナイ、マイケル・グリーン、リチャード・アーミテージといった人びとが要職に就いている。日本の政財界との繋がりが深いのは言うまでもなく、二〇〇四年からは日本経済新聞社とも年に一度、東京で日米同盟に関するシンポジウムを共催してきた。

ワクチンをめぐるこれからの問題は、メガファーマや主流の医師や研究者たちが強調するような「科学」に基づく議論にだけ拠っているわけにはいかない。経済のグローバリゼーションや、これに伴う国際政治、あるいは思想潮流の文脈でも検討していく努力がなければ、日本国民など何ひとつ理解できないまま主体性を奪われ、ただ支配されるだけの客体に成り下げられていきかねないのではないか。

ワクチンの進歩は大衆の医療費抑制に大きな効果をもたらした。きわめてアメリカ的な、国民皆保険制度のない社会らしい現代医療モデルであるとも言える。とすれば近い将来、ＴＰＰ（Trans-Pacific Strategic Economic Partnership Agreement＝環太平洋戦略的経済連携協定）をめぐる交渉が政府の方針どおりに妥結され、医療や医薬品の分野でも非関税障壁とみなされた制度は排除されなければならない時代になった暁に、たとえば「全国子宮頸がんワクチン被害者連絡会」のような存在や、彼女たちにも一定の配慮を払う政策がどのような扱いを受けることになるのか、不安は尽きない。

第七章

GSKとMSDの回答

GSKの回答

「サーバリックス」を製造販売しているグラクソ・スミスクライン社と、「ガーダシル」を製造販売しているメルク社の日本法人MSD社に、ここまで述べてきた主要な点について、回答していただいた。紙数の許す限りで紹介する。

GSKには二〇一四年十月一日に質問項目を送り、一五年一月三十日に文書による回答が届いた。この間には編集部がメールや電話で連絡しても担当者が不在で、返信もない状態が長く続き、締め切りが迫ってきた一月中旬に筆者が東京・千駄ヶ谷のGSK本社を突然訪問して、回答を催促した経緯もあった。一問一答の内容は以下のとおり。

――「サーバリックス」をめぐる日本国内の現状に関する御社の見解。または西岡久寿樹、シン・ハン・リー各医師らによる、ワクチンの成分自体に問題があるとする批判に対する御社の主張。それはたとえば牛田享宏医師の見方と同様なのか否か。

●現在、日本において「サーバリックス」を含むHPVワクチンの安全性について様々な懸念と議論があることは重々理解しております。当社は科学的・医学的エビデンスに基い（ママ）て活動する会社です。現時点ではHPVワクチンと副反応の因果関係については、科学的・医学的に証明されておらず、当社が今までに知り得た「サーバリックス」に関する全てのデータに基づいて、当社は「サーバリックス」の予防効果がもたらすベネフイットが安全性リスクを上回っており、このワクチンが世界の子宮頸がん予防に大きく貢献していることを確信しております。ＷＨＯ並びに数多くの健康当局がこれを支持する内容を公表しています。現在日本のＨＰＶワクチンをめぐる状況は厚生労働省が主管している予防接種・ワクチン分科会副反応部会にて議論されておりますので、定期接種における積極的勧奨の再開に関しては、調査(ママ)会の結論並びにそれに基づく厚生労働省の判断を尊重します。

――「サーバリックス」の着想から開発、完成に至るプロセス、臨床試験における副反応の報告、エピソード等。特に独特のアジュバントについて詳しく知りたい。

●開発、臨床試験についてはＰＭＤＡ（引用者注：独立行政法人医薬品医療機器総合機構）より申請資料概要 http://www.info.pmda.go.jp//shinyaku/P200900052/index.html 並びに審査結果報告書 http://www.info.pmda.go.jp/shinyaku/P20090052/34027800_22100AMX02268_A100_1.pdf が公表されておりますので、そちらをご覧ください。

――完成後の海外における実績と、逆に有害事象に対する訴訟、補償等の実例。

●当社は訴訟に関する情報を開示しておりません。

――予防接種には慎重な姿勢が続いていた日本で、「サーバリックス」があれほどのスピード認可を勝ち取ったのは、御社による政官界へのロビイングや、マスメディア等を活用した一般への啓発活動等が功を奏したためと伝えられている。具体的な内容を知りたい。

●子宮頸がんは発症のメカニズムが分かっているがんであると同時に、定期的な検診とワクチン接種により予防可能ながんです。しかしながら、現状では日本では、年間10000人が子宮頸がんを発症し、約3000人が死亡していると報告されています。当社としましては子宮頸がん予防に有効なワクチンを一日も早く開発し、承認を取得し、発売したあかつきにはできる限り普及を促すことにより、将来的に子宮頸がんを宣告される数多くの女性の生命や子宮頸がんの術後の後遺症で苦しむ女性の生活を守ることになると確信いたしており、これまでも疾患啓発や検診を含む予防啓蒙活動をおこなうことで、子宮頸がんの予防と早期診断を訴求してまいりました。それらの活動はいうまでもなく、法令を順守し、定められた社内・外のルールに則り、厳格な審査のもと適切に行われたものです。

――上記と関連して、「子宮頸がん征圧をめざす専門家会議」「日本対がん協会」「朝日新聞社」、「朝日エル」「電通」「新日本パブリックアフェアーズ」、元厚生労働大臣の坂口力さん、衆議院議員の鴨下一郎さん、前参議院議員の松あきらさん、参議院議員の三原じゅん子さん、女優の仁科亜希子さん、自治医科大学教授の今野良さんとの具体的な関係。経済的な取引や寄付行為があればその内容と金額。

●子宮頸がん征圧をめざす専門家会議は、子宮頸がん検診とワクチン接種によって子宮頸がんの予防、征圧をめざす団体です。当社はその目的に賛同し、同会議に対する寄付を行った実績があります。当社は、医療機関及び医療関係者との関係の透明性に関する指針を定めており、２０１２年度分（暦年）より、お支払いした金額をホームページを通じて公表しております。「子宮頸がん征圧をめざす専門家会議」は公表対象に含まれております。

●日本対がん協会は、がん征圧をめざして、がんの予防とがん知識の普及啓発、検診の推進、がんに関する研究への支援、および患者支援等を中心に必要な事業を行い、もって公衆衛生の向上と地域社会の健全な発展を実現し、日本および世界の人々の福祉に寄与することを目的とする協会です（協会ＨＰより）。当社はその目的に賛同し、同協会に対する寄付を行った実績があります。当社は、医療機関及び医療関係者との関係の透明性に関する指針を定めており、２０１２年度分（暦年）より、お支払いした金額をホームページを通じて公表しております。「日本対がん協会」は公表対象に含まれております。
●「朝日新聞社」、「朝日エル」、「電通」、「新日本パブリックアフェアーズ」、に関しましては、それぞれがサービスを提供する専門分野において、二社間における契約のもと、ビジネス上の取引をしています。当社は、ビジネス・パートナーとの取引の内容については公開しておりません。
●元厚生労働大臣の坂口力さん、衆議院議員の鴨下一郎さん、前参議院議員の松あきらさん、参議院議員の三原じゅん子さん、女優の仁科亜希子さん、との経済取引や寄付行為はありません。
●今野良先生は日本における子宮頸がん治療の専門家として、サーバリックス開発の段階からお世話になっております。先生の専門的知識とご経験に基づいて、ご講演や執筆をお願いしたことがあり、それぞれの役務に応じて対価をお支払したことがあります。

——薬害オンブズパースン会議が「子宮頸がん征圧をめざす専門家会議」に宛てた公開質問書には、御社との経済的・人的関係についての内容が多く含まれていた。私たちにとって薬害オンブズパースン会議は取材先のひとつであるだけで、直接の関係は何もないが、当然のことながら、彼らの指摘している問題には深い関心を持っている。GSKの立場から事実関係を示してもらいたい。

●当社は、医療機関及び医療関係者との関係の透明性に関する指針を定めており、2012年度分（暦年）より、お支払いした金額をホームページを通じて公表しております。「子宮頸がん征圧をめざす専門家会議」も公表対象に含まれております。

――ハローキティを起用した「サーバリックス」のキャンペーンの時期および具体的な内容。

●若い世代の女性に、子宮頸がんについてもっと知っていただくことを目的として、ハローキティを起用した疾患啓発を2010年9月から、2013年7月まで実施していました。具体的にはキャラクターを起用した啓発ウェブサイトの運営と啓発ポスターおよびリー（ママ）フといった資材作成です。現在はキャラクター使用契約の終了に伴い、サイトは閉鎖、資材は使用を終了しております。これは子宮頸がんの疾患啓発を目的とした活動であり、サーバリックスのキャンペーンではありません。

――顧問弁護士の西川知雄氏にお会いできないか。

●西川弁護士は当社の顧問弁護士ではございません。当社として西川弁護士をご紹介できる立場にございません。

MSDの回答

MSDとは二〇一四年十月三十一日に、広報部門を統括する大原護・執行役員に面談して話を聞くことができた。やり取りを紹介する前に、同月一日に送ってあった質問項目を挙げておく。

――「ガーダシル」をめぐる日本国内の現状に関する御社の見解。または西岡久寿樹、シン・ハン・リーらの医師たちによる、ワクチンの成分自体に問題があるとする批判に対する御社の主張。それはたとえば牛田享宏医師の見方と同様なのか否か。

――「ガーダシル」の着想から開発、完成に至るプロセス、臨床試験における副反応の報告、エピソード等。特に独特のアジュバントについて詳しく知りたい。

――完成後の海外における実績と、逆に有害事象に対する訴訟、補償等の実例。特に昨年（二〇一三年）四月、米国で「ガーダシル」を接種して健康被害に遭ったとする四十九人に巨額の補償金の支払いが命じられたケースについて詳しく知りたい。

――有効性と安全性、およびそれらのベネフィットがリスクを上回ると考えられている根拠。医療経済的な計算式や解があれば知りたい。

大原「質問事項を事前にお受けしておりますが、斎藤さんのほうで疑問に思われていること、不明な点がありましたら、われわれの答えられる範囲内でお答えしたいと思います」

――基本的にこのとおりのことをうかがいたいと思います。何よりも、いろいろな意見が出ているなかで、こちらとしてはどう考えておられるのか。

大原「MSDは会社のミッションとして、医薬品の開発、製造販売を通じて人びとの命を救い、生活を改善するのだと考えています。特にワクチンは公衆衛生という観点から非常に大きな意味を持っている。二〇世紀最大の、人類に最も大きな影響を与えた発明だという人もいるぐらいです。

HPVワクチンに関しては、ヒトパピローマウイルスの感染を防げたらがんの予防ができるという公式が科学的に明確になっている。こういう病気はざらにはありません。そういう意味で、公衆衛生上の意義が非常に大きい。それに患者さんの女性や周りの人たちに及ぼす身体的、精神的な影響を抑えることができるという意義は大きいと考えています」

――ただ現実に、副作用だという人がたくさん現れた。厚労省は「心身の反応」だと判断しているようですが、一方で西岡久寿樹先生や長野の池田修一先生のように、ワクチンの成分に問題があるだろうと主張している先生方もおられます。アジュバントが原因だという説もある。これらに対するご見解は。

大原「科学の世界では、ひとつの事象に対していろいろな意見が出るのが当然ですので、西岡先生や池田先生のように、異なる観点から研究がなされることはたいへん有意義だと思います。ただ、当社としましては、ワクチンの市販後の安全性のモニターに責任を持っています。今回の件では、日本だけでなく、ガーダシルが先行して使われていた世界百三十カ国でも、注意信号が上がってきていなかった。このような状況になり、厚労省からの指示を受けて、この件に関する副反応報告および有害事象報告をまとめて分析して、すべて厚労省に提供していますが、世界的なデータベースとも照合して、当社が知り得る限りでは、このワクチンと因果関係が関連づけられる大きなそういう問題というのは起きていないというのが、われわれの今の見解です」

——愛知医大の牛田先生のご見解とほぼ同じですか。

大原「同じというよりは、われわれは痛みの専門家ではありませんので。牛田先生は痛みのご専門ですから、ご自身の見解を述べられていると思いますけど」

——アジュバントについてはいかがでしょう。サーバリックスとはだいぶ違うそうですが。

大原「アジュバントが免疫関連の疾患を引き起こすんじゃないか、という仮説は以前からありまして、そのたびに世界各国の専門家によって検証されています。そうした仮説は、しかし、今のところ科学的に根拠づけられてはいません」

——厚労省をはじめ、「騒いでるのは日本だけだ」という言われ方がよくありますよね。ところが最近、かつてスモンの事件などで活躍された片平洌彦先生が、社会薬学会というところで海外の事例をたくさん発表されたんです。こちらでも把握されていますか。

大原「ある程度はしております。世界百三十カ国で提供されているワクチンなので、訴訟も珍しくはありません。社会問題を提起するのに使われる国も多いですしね」

――それらに対して、メルク側はどう答えているのですか。

大原「われわれのベースは科学ですから、訴訟で提起されている主張に科学的な根拠があれば、必ず適切な調査をいたします。ですが、それが原因で何かがどうなったというのは、あまり聞いておりません」

――アメリカの四十九人についてはどうですか。このとき以外のケースを合わせると、アメリカではHPVワクチンの関係だけで、七十人以上が補償を受けたそうです。

大原「アメリカのワクチン傷害補償制度は、保健省と連邦請求裁判所と司法省の三者が共同で運営しています。これはいわゆる無過失補償なんですね。公衆衛生上の必要から接種を進めている以上、何かあった場合に国が責任を持たないと、誰もワクチンを受けてくれなくなりかねないということで、一九八〇年代に整備されたインフラです。四十何人への補償もウェブサイトで確認しました」

――無過失補償ということは……。

大原「因果関係が証明されていなくても、ということです。この証明は非常に難しい。時間も経済的な負担も相当にかかる。だけど、すぐに治療が必要だという場合のために設けられた制度です」

――だとすると、申請が受理されたり、されなかったりという差は、どこから。

大原「条件があるんです。補償を受けたら民事訴訟を起こさない、と。アメリカはそういう社会ですから。不服ならお金の受け取りを拒否して、民事訴訟で要求する。そういう方もいらっしゃいます」

――つまり、どれだけの人が補償を受けていても、そのことが即、ワクチンの責任を問うものではないということですか。

大原「はい」

――海外ではその他にも、最近、コロンビアがえらいことになったそうですね。

大原「私もネットで見ました。いわゆる集団ヒステリーみたいな」

――大統領もそう発言したようですが、間違いないのですか。

大原「現地の法人でも調べました。本当にそういう病気が起きているなら大変ですから。ですが、科学的な根拠が見当たらない」

――ワクチンの一般論として、ある程度の副反応というのは必ずつきものだ、しかし全体の利益のほうが大きいからやるのだというのが基本的な考え方ですよね。HPVワクチンのベネフィットはリスクを上回ると言える根拠は。

大原「副反応検討部会のデータによると、販売開始から今年（二〇一四年）の三月末までに七十九万人がガーダシルを接種しています。そのうち、いわゆる重篤な症状が出たといわれる副反応報告が全部で六百十七件。全体の〇・〇〇三％から〇・〇〇六％の割合ですね。それから例の不随意運動とか、厚労省のいう広汎な疼痛、運動障害のある障害が、二剤の合計で百七十六名です。十万接種あたり二件ぐらいの割合。日本では毎年一万人、この病気にかかる人がいて、三千人以上が亡くなっていることを考えると、客観的というか、科学的に見て、ベネフィットがリスクを大きく上回るという結論が出ると思うのですけれども。

ただ、症状が起きている方にとっては、発生率一〇〇%ということですね。そのことを私はいつも考えます。それはそれでなんとか治療法を見つけて、回復していただかないといけませんが、でも、毎年亡くなるかもしれない三千人の方、病気にかかるかもしれない一万人の方。この方たちのことも考えなければいけない。そういう判断だと思います」

――こういう言い方はしたくないのですが、亡くなるのは主にお年寄りです。一方でワクチンを打つのは中学生や高校生ですから、それでがんにならない人が増えたとしても、人生を台なしにされてしまうかもしれない子たち一人ひとりを考えると、人数の問題ではないようにも思うのです。

大原「先ほども申し上げましたように、子宮頸がんという病気の疾病負担の問題があると思います。いろいろな症状で苦しめられる女の子やそのご家族から見れば人生台なしかもしれないし、大変なことです。だけど、手術で助かった方々でも、子宮を切除したり、妊娠できなかったり、後遺症が残って就職できない、家庭生活ができないとか、女性の生活の質にあまりに影響を与える病気ですよね。それが予防できる手段があるのであれば――もちろん、最終的には個人の判断ということになると思うのですけれど――。少なくとも、機会は与えられるべきではないかと。

確かに、亡くなる方々の多くは二十代、三十代ではありません。とはいえ発症するまでが長い病気だし、その予防は最初の性交渉の前にしておかないと効果がない。若いときにしかチャンスがないのです」

――個人の判断とおっしゃいましたが、これは定期接種で、打たなきゃいかんと勧奨していた自治体もあります。普通の少女や母親が十分な知識を持っているわけではないのですから、自己責任など問えないのが現実です。

大原「そういう話をよく聞きますが、私、実際にそのようなチラシを見たことがないのですよ。打ったほうがいいですよ、というのはありますが。保健所での口頭の対応とかではあったかもしれませんが、強制というのは聞いたことがない」

――「必ず」と書いた通知を出した市役所もありました。ここのところはワクチンの本質に関わる問題なのでしょうが、公衆衛生とか社会防衛ということを優先すると、個人であまりああだこうだと考えてもらうより、「とにかく片っ端から打ってちょうだい」というのが、国の基本的な姿勢ではないですか。

大原「エボラウィルスみたいになったら……」

――子宮頸がんはその状況とも違う。どう区分けしたらいいんでしょうね。

大原「私はお医者さんに薬を勧められても、ときどき拒否したりします。効かないと思うからいやですとか。何でも最終的には個人の判断だと思うんです。救急救命室で横たわってない限りは、意識不明で」

――公衆衛生のためであっても？

大原「最終的には。だけど公衆衛生上はそうは言ってられない。その区分けは何かと言うと、救命の必要、それから社会的インパクトというのもあると思うのです。ではＨＰＶワクチンの公衆衛生上の意義はどこにあるのかと言えば、やはり先ほども申し上げた、この病気のインパクト、疾病負担をも予防できるという点なのだと思います」

――ありがとうございました。

事態は迷走の一途をたどり、もはや哲学の問題になってきた感があります。いえ、科学とは本来、常にそうあらねばならないものでしょう。人間存在に対する深い思索の伴わないテクノロジーほど恐ろしいものはないと、私たちはよくよく承知しているはずです。

少なくとも現時点では、このワクチンはわけがわからなすぎる。少女たちが悩まされている症状のすべてが副反応なのかどうかはなお判然としませんが、専門家の間でさえ苛烈な論争が繰り広げられている状態では、それだけで政府が接種を呼びかけ、打つのが原則のような仕組みを整える前提を決定的に欠いているということになりはしませんか。

今後については、大きく三通りの考え方があるように思われます。現実に被害を訴えている少女たちへの政府や自治体、製薬会社の誠心誠意の対応が最優先された上で――、

第一に旧来の戦後日本式ノウハウです。HPVワクチンを定期接種の枠組みには残すが、積極的勧奨の中断を続け、接種する者の〝自己責任〟を強調して、行政の責任を回避してしまうという、いつものパターンですね。

次に欧米先進国スタイルへの転換。TPPの成り行きにもよりますが、二一世紀の世界システムにおいては、ともかくもメガファーマに非関税障壁と受け取られかねない制約は国益にならないので排除するという発想です。

私はどちらにも同調できません。提案したいのは第三の道の模索です。接種呼びかけの

再開には慎重を期し、副反応の研究を徹底させて、社会的な合意を得られるだけの安全性を備えた新ワクチンの完成を見てから、以後の方向性を決める。再びゴーサインが出たとして、それでも避けられない被害には欧米並みの補償制度を用意しておくとともに、そうした体制整備が安易な予防接種行政や立法を招かぬよう、絶えず細心の注意を払う。

そんな悠長なことをしていたら、何十年後かの日本は子宮頸がん大国だという反論が聞こえてきます。でも、子宮頸がんになる女性を減らすためだからといって、何もしなければ健康でいられた少女を生贄に捧げるような行為――しかも公権力による――は、絶対におかしい。私たちはもっと謙虚であるべきだと思います。近い将来に普及していくのであろう、あらゆるＶＰＤワクチンに対しても、同様の方針を望むものです。

最悪なのは、「何もなかったこと」にしてしまう姿勢です。福島第一原子力発電所の事故でも露わな政財官界の習い性が、ＨＰＶワクチンを推進している関係者の方々にも時おり見受けられるのが気になります。

書きたいこと、書かなければならないと思ったことは、まだまだたくさんあります。

ひとつはＧＳＫやメルクの技術者たちのＨＰＶワクチン開発物語です。がんをワクチンで予防するという取り組みそのものには敬意を表したいと思いますし、製品化のプロセスには、この問題の解決のための重大なヒントも隠されているはずですから。

新聞社のサイドビジネスはどこまで許されるべきなのか。報道との関係は。キャラクター・ビジネスの限界と弊害。キティちゃんも今度ばかりは節操がなさすぎました。

ジェンダー（社会的・文化的な性のありよう）のテーマに引き寄せたＨＰＶワクチン論。本文では触れられませんでしたが、実は南出喜久治さん（一九五〇〜）という弁護士が二〇一〇年七月にネット上に公開した「子宮頸癌ワクチンの危険性」という論考があります。〈日本人をモルモット代わり〉〈壮大な人体実験〉などといった表現も目立つものの、早くから海外の情報を収集し、今日の知見を先取りもしていた、貴重な文献です。

南出弁護士は、一方で、大日本帝国の現存を宣言している「國體護持塾」の塾長でもあります。二〇〇六年に山形県鶴岡市で加藤紘一・元自民党幹事長の実家に放火した右翼団体幹部の弁護も担当していました。日頃は国家体制や巨大資本に近い人びとが、このワクチンに対しては敵意をむき出しにする傾向があるのに興味を引かれます。

ＷＨＯの新型インフルエンザ「パンデミック宣言」がもたらしたインパクトははかり知れません。日本には二〇一二年の「新型インフルエンザ等対策特別措置法」制定という結果も導かれています。新型インフルエンザ緊急事態宣言が出された際の学校・集会等の制限、土地や建物の強制使用、医療関係者への従事命令などを認める、強権的な治安立法の側面を伴う法律です。緊急事態を想定した憲法改正論や日米同盟の強化が叫ばれている昨今の政治情勢との関連も問うていかなければならないと、私は考えています。

ＨＰＶワクチンに懐疑的な医師や研究者たちの多くが、「遺伝子型」について語りはじめていました。当然なされるべき研究で、国民一人ひとりが自らの遺伝子型を登録することは副反応を可能な限り排除する有効な手立てになり得ます。ですが、この種の遺伝子データを「マイナンバー」（一五年十月から全国民に付与される十二桁の番号）と連動させるようなやり方は容認できません。

かねて私が取材してきた監視社会への奔流にあっては、近い将来、必ずそのような方向性が形成されていきます。二〇一五年三月に提出された「マイナンバー法改正法案」に予防接種や特定健康診査（メタボ検診）の履歴に関わる項目も盛り込まれているのもそのための準備だと見て間違いないはずですが、そこまでいけば完全な国民総背番号体制になってしまいます。登録された遺伝子型が医療目的だけに活用される保障はありません。遺伝子型を登録するならするで、マイナンバーとは独立したシステムであるべきだと考えます。

ワクチンというテーマに私が初めて取り組んだのは、一九九二年のことでした。幼かった娘のかかりつけのお医者様に、「ＭＭＲは打たせないほうがいいですよ。重い副作用があるようだから、麻しんの単味ワクチンにしておきなさい」と言われたのがきっかけです。

私はその後もワクチンの問題に関心を抱き続け、「子宮頸がんワクチン事件」についても取材して、二〇一三年の二月には第一報の短い原稿をまとめていました。ところが掲載を約束してくれていた雑誌になぜか難色を示され、間もなく東京都杉並区が独自の救済措置に踏み切ることになって、報道が溢れます。行政権力にも劣るジャーナリズム。ではあるけれど、スクープを逃し、何よりも被害の拡大を食い止める役に立てなかった最大の理由は、発表後の後難を恐れて執筆をグズグズ引き延ばしていた自分自身にあったのだと思い知り、一からやり直して、どうにか今回の出版にこぎ着けました。

これ以上の不信をあおるなと叱られるかもしれません。しかし全体像を掘り下げ、オープンにしていく営みなくして解決の糸口は見いだせないのでははいでしょうか。迂遠なようでも、それが一番の近道だと信じます。

折しも「全国子宮頸がんワクチン被害者連絡会」は本書の校了直前の二〇一五年三月三十一日、塩崎恭久厚労相とGSKのフィリップ・フォシェ社長、MSDのトニー・アルバレズ社長の三者に「全面解決要望書」を提出しました。いずれも①責任の明確化、②責任に基づく被害回復の全面支援、③真相究明と再発防止、の三つの条項を掲げ、たとえば厚労相には〈本ワクチン接種者全員の追跡調査および本ワクチンの接種者と接種対象年齢の非接種者を比較対照する疫学調査の実施〉〈本ワクチンによる健康被害の研究体制の構築と被害者の健康回復のための最善の医療を提供する体制の整備〉〈医療費無償化等の支援〉〈本ワクチン副反応被害についての無理解・偏見の解消のための国民に対する情報提供および被害者に不利益を生じさせないための生活全般や教育、就業面も含めた施策〉〈本件被害のすべてを回復するにふさわしい賠償〉と、〈本ワクチンを定期接種の対象から外すこと〉〈原因究明のための第三者機関の設置〉〈予防接種健康被害救済制度の早急な改善〉などを強く求めています。

責任を問うには十分な裏付けが必要です。「全面解決要望書」には薬害オンブズパースン会議の法律家たちによる「意見書」も添付され、その正当性が強調されていました。私たちの社会に突き付けられているのは、しかし、被害者家族たちの叫びだけではありません。今度こそ独自の、主体的な判断で、将来の予防接種のあり方を構想していかなければならないのです。

快く取材に応じてくださった方々、そして私の心情を理解してくれ、存分に書かせてくれた編集者・松政治仁さんに、心から感謝します。苦しんでおられる少女たちが一日も早く回復され、ご家族の方々とともに笑顔をとり戻されることを願ってやみません。

二〇一五年三月

斎藤　貴男

主要参考文献

●MMRワクチン薬害事件弁護団『MMRワクチン薬害事件——新三種混合ワクチンの軌跡』非売品、二〇〇七年
●エンジェル，マーサ著、栗原千絵子・斉尾武郎監訳『ビッグ・ファーマ』篠原出版社、二〇〇五年
●岡田晴恵『新型インフルエンザ・恐怖のXデー』ＰＨＰ研究書、二〇〇八年
●河村裕美『グローバルマザー——子宮頸がんと闘う女性たち』静岡新聞社、二〇一二年
●児玉聡『功利主義入門』ちくま新書、二〇一二年
●児玉真美『アシュリー事件』生活書院、二〇一一年
●『月刊日本』編集部編著『安倍総理！　子宮頸がんワクチンをやめてください』K&Kプレス、二〇一三年
●今野良監修、知覧俊郎・望月聡子著『子宮頸がんはみんなで予防できる』日本評論社、二〇〇九年
●『㈶日本対がん協会50年の歩み』非売品、二〇〇九年
●斎藤貴男『「非国民」のすすめ』非売品、二〇〇七年
●同右『ワクチンの作られ方・打たれ方——メーカー事情から被害者訴訟まで』ジャパンマシニスト社、一九九六年
●サンデル，マイケル著、小林正弥・杉田晶子ほか訳『ハーバード白熱教室講義録＋東大特別授業　上下』早川書房、二〇一〇年
●シンガー，ピーター著、児玉聡・石川涼子訳『あなたが救える命』勁草書房、二〇一四年
●薗部友良監修『お母さんのためのワクチン接種ガイド　改訂版』日経メディカル開発、二〇一二年
●田井中克人・和気正芳『ジフテリア予防接種禍事件』かもがわ出版、二〇一二年
●手塚洋輔『戦後行政の構造とディレンマ——予防接種行政の変遷』藤原書店、二〇一〇年
●仁科亜紀子『「子宮頸がん」経験したからこそ伝えたい！』潮出版、二〇一一年
●三原じゅん子『生きたい』講談社、二〇一〇年
●吉原賢二『私憤から公憤へ——社会問題としてのワクチン禍』岩波新書、一九七五年
●Public Health Englnd : Human Papillomavirus (HPV) Vaccine Coverage in England, 2008/09 to 2013/14 : Areview of the full six years of the three-dose schedule ; PHE publications, 2015
●Shobha S, Krishnan, M.D. : The HPV Vaccine Controversy : Sex, Cancer, God, and Politics: A Guide for Parents, Women, Men, and Teenagers, Westport (Connecticut); Praeger Publishers , 2008.
●Wailoo, Livingston, Epstein, Aronowitz : Three Shots at Prevention : The HPV Vaccine and the Politics of Medicine' s Simple Solutions, Baltimore ; The Johns Hopkins University Press; 2010.

●荒川一郎・新野由子「若年女性の健康を考える子宮頸がん予防ワクチン接種の意義と課題」『厚生の指標』二〇〇九年九月号
●石川広己「超高齢社会における医療ＩＴ推進の必要性と課題」『病院』二〇一四年六号
●太田美智子「ワクチン世界市場の〝草刈り場〟となった日本」『週刊金曜日』二〇一四年七月二十五日号
●ギャルソン，Ｎほか著，Ｍ、中西真人訳「パンデミック対策のカギ　ワクチン増強剤」『日経サイエンス』二〇一〇年一月号
●今野良・笹川寿之・福田敬「日本人女性における子宮頸癌予防ワクチンの費用効果分析」『産婦人科治療』二〇〇八年十一月号
●堺春美「論説・アジュバント」『臨床とウイルス』二〇一三年十二号
●堺春美・木村三生夫「論説・どうなる今冬のインフルエンザワクチン　ＷＨＯによるパンデミック宣言の真相解明のために欧州議会が調査を開始」『臨床とウイルス』二〇一〇年一号
●佐々木征行「ＨＰＶワクチン後の長期体調不良について」『感染症内科』二〇一四年三月号
●砂川富正・岡部信彦「ＷＨＯの予防接種戦略」『小児科診療』二〇〇九年十二号
●野中大樹「子宮頸がん予防ワクチンの〝主役〟はロビイストとＰＲ会社か」『週刊金曜日』二〇一三年十月四日号
●松あきら・仁科亜季子「対談『子宮頸がん』経験したからこそ伝えたい！」『潮』二〇一二年二月号
●森岡正博「パーソン論の射程――生命倫理学と人格概念」『倫理学年報』一九八七年
●同右「パーソンとペルソナ：パーソン論再考」『人間科学』二〇〇九年五月号
●「子宮頸がんワクチン推進の急先鋒　松あきら公明党副代表夫と製薬会社の蜜月」『週刊文春』二〇一三年六月二十七日号
●T. Kinoshita, R. Abe, A. Hineno, K. Tsunekawa, S. Nakane and S. Ikeda : Peripheral Sympathetic Nerve Dysfunction in Adolescent Japanese Girls Following Immunization with the Human Papillomavirus Vaccine', Internal Medicine, 53, 2014.
●Markku Partinen, Birgitte Rahbek Kornum, Giuseppe Plazzi, Poul Jennum, Ilkka Julkunen, Outi Vaarala :'Narcolepsy as an autoimmune disease; the role of H1N1 infection and vaccination', THE LANCET Neurology. June 2014.
●医療ガバナンス学会ホームページ
●厚生労働省ホームページ
●さとう内科循環器科医院ホームページ
●全国子宮頸がんワクチン被害者連絡会ホームページ
●SaneVax

以上の他にも各種の新聞、雑誌、パンフレット類、ウェブマガジン、ホームページ、ブログ等を参考にした。

斎藤貴男　さいとうたかお

ジャーナリスト。1958年、東京都生まれ。早稲田大学商学部卒業。英国バーミンガム大学修了（国際学MA）。日本工業新聞記者、週刊文春記者などを経てフリーに。著書に『機会不平等』（文春文庫）、『消費税のカラクリ』（講談社現代新書）、『戦争のできる国へ―安倍政権の正体』（朝日新書）など多数。2012年、『「東京電力」研究 排除の系譜』（講談社）で第3回「いける本」大賞受賞。

本書は、集英社インターナショナルのＷＥＢ連載
「子宮頸がんワクチン問題を追う」に加筆修正し、
書き下ろし原稿を加えたものです。